［著］鈴木みちる

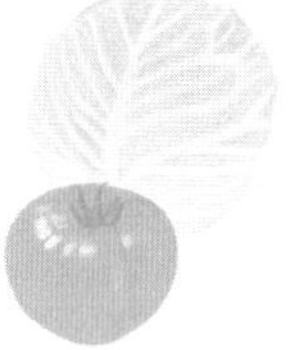

がんになったら悲しんでいる時間はありません！

「砂糖・塩・醤油を使わないレシピ」でがんをやっつける

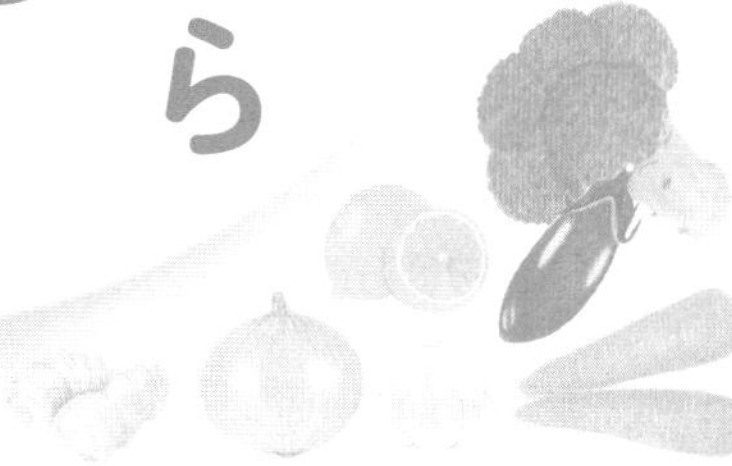

［監修］遠藤陽一（医師）
田中　聡（医師）
廣田　毅（米国アールテンバイオテクノロジー研究員）

PHP研究所

はじめに

この本を手にされた方は、藁にもすがる思いで本探しをされているのではと思います。私も夫が、突然「ファイナルステージ」というがんの告知をされたときには、何を頼りにしていいのかわかりませんでした。しかし、幸いにも信頼できる素晴らしい先生方と遺伝子治療に出会い、何とか危険な状態からは脱したものの、「高額治療」ということで、お金が尽きるまでに何とかしなければと思い始めました。

そこで2年で終わらせようと目標を定め、食事で夫の命を助けることができるのなら何でもしよう！　という意気込みで、「砂糖・塩・醤油を使いません！」というレシピを日夜研究し、がんをやっつける「美味しいものを」と作り始めました。

ときには「本当にこの食材は、がんの餌にはならないだろうか？　私の食事で夫が死んでしまったら……」と身震いするようなこともありました。しかし食事は毎日のことですし、他の誰かに頼むわけにもいかないので自分を信じるしかありません。

「あのとき、手を抜いたから……」という後悔のないよう、一時も手を抜かずに2年間とりあえず頑張ろうと。その甲斐あって、わずか約8カ月で腫瘍マーカーの数値は先生方も驚くような低い値で安定し、抗がん剤が終わった後も、そして2年半経った今でもその低い数値を維持することができております。夫の突然のがん告知という絶望の中からひとすじの光を見つけ、そこから動いていくうちに希望へ、そして確信へと変わっていきました。

がんと告知をされた方は、誰でも何をしていいのかわからないところからスタートします。病院で、次に詳しい検査をしますからと、そこから約数週間、時間が過ぎ、その間にどんどん気持ちも沈んでいく人も少なくないでしょう。しかし、実はその時間こそが一番大事な「お家での治療」の期間なのです。病院での治療だけが治療ではなく、「今日からすぐにできる治療」が、実は食事。

がんも生きているのですから、餌を与えずひたすら攻撃をしていくと、いつかは死滅するという気持ちで、とにかく頑張ってみてください。続けていくうちに何か少しでも成果が見えると、さらにやる気もわいてきます。現にがんと告知をされたご本人、または大切な人ががんになってしまいどうしても助けたい！　そんな方たちから、連絡をいただくようになりました。食事療法をメッチャ頑張った人と諦めた人とではかなりの差があり、ステージの軽い人ならほんの数週間でがんが消えたという喜びの声も聞くようになりました。

いくら素晴らしい治療法に出合ったとしても、病院での治療だけで治るのを待っているだけなんて不安でしかない！　とにかくさっそく、後悔のないようにできることから始めてみてください。がんと告知されたら、悲しんでいる時間はありません！

もくじ

PART 3

体験者として伝えたいこと

PART 4

専門家に聞く「がんの最新情報」

PART 5

実践！　みちる流「がんをやっつける食事」レシピ

PART 1

2021年3月のこと

「便が出ない！」

「お腹に違和感がある。便が出ないんや」

2021年3月22日の夜のことです。

夫が、血の気を失った顔をしかめながら、居間にいた私のところへやってきました。

聞けば、もう2週間くらい便秘が続いていると言います。

「苦しい……」

こういうときは、浣腸をすればいいのかもしれないと思いましたが、すでに夜中で、近所のドラッグストアも閉まっていました。私にはもう、どうにもできません。

「車を出して、病院の救急窓口に行く？」と聞くと、「いや、いい」と言って夫はトイレにこもってしまいました。

私も気が気ではなく、とても眠れる状態ではなかったのですが、次の日、大阪での仕事の予定が入っていたので、少しでも体を休ませておこうと布団に入りました。

うつらうつらしながら朝を迎え、居間に行くと、夫が仕事に行く支度をしていました。

「仕事に行く」と言うのです。相変わらず便は出ず、お腹に違和感があるというのに「今は忙しいから、休むのは無理や」と。

でも、とりあえず浣腸をしてみるというので、私は急いでドラッグストアに行って浣腸を買い、それを夫に手渡してから大阪の仕事先へ向かいました。

夜、家に戻ると、夫も仕事から戻っていました。

さすがの夫も近くの肛門科へ行ったそうで、医師の診断では便が詰まっている様子はなく「念のために血液検査をしましょう」ということになったそうです。

「明日の昼ぐらいに結果が出るから、それまで家で休むわ」

そう言って、夫は寝室に入っていきました。医師に応急処置をしてもらって少し便が出たようで、お腹の違和感がいくぶん治まり、その夜は眠れたようです。

翌24日、朝9時ぴったりに電話がかかってきました。

今どき、知り合いと連絡を取り合うときはもっぱら携帯電話なので、なんか嫌な予感がするなあと思いながら受話器を取ると、案の定、肛門科の先生からです。

夫に電話を代わると「すぐ病院へ来てください」と言われ、ふたりで取るものもとりあえず病院へ向かいました。

診察室で、先生は開口一番、こう言いました。

「ヘモグロビンが3しかない。こんな数値は見たことがない」

ヘモグロビンとは、血液の赤血球に含まれ、酸素を全身に運ぶ重要な役目を果たす成分のこと。男性のヘモグロビン基準値は14〜18g／dlなのだそうです。

それが、「3」とは。

先生いわく、「おそらく内出血を起こしていて極度の貧血状態に陥っているので、輸血をしなければ死んでしまう」とのこと。紹介状を書いてもらい、そのまま輸血が受けられる市立病院の救急窓口に駆け込みました。

病気判明〜胃がんのファイナルステージ〜

その市立病院の救急はほとんど人がいないのにかなりの時間待たされました。

私が呼ばれるまで3時間くらい待ったでしょうか。CT検査を受け、その結果が出るまでに、さらに長い時間がかかったような気がします。ようやく夫が寝ている救急ベッドまで通されると、医師が呆れたようにこう言いました。

「どうして、ここまで放っておいたんですか？」

ここまで、って、そんなに重症？

「これは、間違いなく胃がんです」

ええっ？　わけがわかりませんでした。

そして、わけのわからないまま、告知を受けたのです。

「たぶん、ファイナルステージでしょう」

いきなりの胃がんに、それもファイナルステージ？　私はショックで、頭が真っ白になり号泣してしまいました。一方、診察台に横たわって点滴を受けている夫は貧血で気を失っていたのか、寝たり起きたりとしているようでした。

「この数値で動いている人間を見たことがありません。それなのに車からにしてもここまでどうやって歩いてきたんですか？」

私は泣きじゃくっていました。

当時、夫は52歳。忙しいということは、それだけ脂が乗ってきているということ。

それにここまでお互いに仕事ばかりで、同級生でもある夫と再婚をし、苦労の連続。まだまだ一緒にしたいこともいっぱいあるのに。

まだまだこれからなのに……。


夫は、どうも一連の話は全然聞こえていなかったようです。

「先生、点滴だけ受けにここに通っていいですか？　仕事が忙しくて、休めないんです」

生きるか死ぬかというときに、なんてバカなことを言って！　と思っていると、医師も夫にきっぱりと告げました。

「それは絶対に無理です。命の保証はありません」

即、輸血のために入院となりました。この状態では手術は到底無理でしたが、胃カメラとＭＲＩ検査を受け、診断を確定する必要があったからです。

私は入院の準備をしに家に戻ることになりました。夫は、そのまま入院病床へ。

新型コロナウイルス感染予防のために、患者以外は入院病床には入れません。私が付き添えるのは病床のある階まで。

もう、二度と会うことはできないかもしれない……。

そう思うと、夫の手をなかなか離すことができませんでした。

入院のための荷物には、いつも私が使っているタオルケットとお守りも入れました。

「どうか、帰ってこられますように」という願いを込めて。

入院手続きの書類を書く際も、私は気が動転したままで、うまく書けません。看護師さんに「すみません、すみません」と言っていた気がします。すると看護師さんに「それはそうですよね、お気の毒に」と言われ、さらにショックを受けてしまいました。

「お気の毒にということは、やっぱり、もう死ぬんやな」

家に戻ってからは何もできず、布団に横になって、涙も涸れてしまうほど泣き続けました。やっさんが死んだら、私も生きていけへん。どうしたらいいんやろ……？

兆候はあった

「どうして、ここまで放っておいたんですか？」

医師にはそう言われましたが、夫が胃がんになるなんて思いもよりませんでした。

私たち夫婦にとっては、まさに青天の霹靂。私たちのほうが、「どうして？」と聞きたい気持ちでした。

そもそも夫はガッチリした体形で、若い頃、サッカーをやっていたこともあって筋骨隆々、スタミナもものすごくあります。誰から見ても「健康体」そのものでした。

お酒、とくにビールが好きで毎日のように飲んでいたので、痛風の症状が出ることはありましたが、それ以外はとくに問題なく過ごしていました。

ただ、今にして思えば2021年1月の下旬頃、つまり病気が発覚する2カ月くらい前に、夫がやせてきたんです。

実は、その前に夫はしばらくダイエットをしていました。「同窓会があるから」という理由で。結局、新型コロナウイルス感染症拡大の影響で同窓会は中止になったのですが、私は「ダイエットはそのまま続行している」と思い込んでいたのです。

これが落とし穴だったんですね。

でも、ある日、お風呂から上がってきた夫を見てびっくり。筋肉ムキムキだった太ももがしぼんで、皮膚がたるんでいるんです。これはもう、ただごとじゃないと思って病院に行くように言ったのですが、そのときはちょうど仕事の繁忙期。「4月になったら病院に行く」と言って聞きませんでした。

夫は行政書士で、年度末の時期を控えた1、2月は、それこそ猫の手も借りたいほどの忙しさです。責任感が強い人なので、「いくら体調が悪いからといって、仕事を放っておくことはできない」という気持ちもわからなくはなく、私も4月を待つことにしたのです。

それから1カ月ほど経った頃、夫がお酒をまったく飲まなくなりました。仕事の忙しさのせいか、体調があまりよくないらしく「飲みたくない」と。たしかに、私もお酒を飲みたくないときがあって、夫もそうなんだろうな、忙しさが落ち着いたら体調も戻って、また飲み始めるだろうと思っていたのです。

これも、落とし穴でした。冷静に考えてみれば、お酒が好きで毎日のように飲んでいた人が「飲みたくない」というのは、相当なこと。

後で夫から聞いたのですが、2020年の夏くらいから、何となく体に違和感を覚え、ダイエットをやめたのにどんどんやせていくので、自分でも「病気かな？」と思ってインターネットで調べたりしていたのだそうです。新型コロナウイルス感染症も疑って、自分で抗原検査もしていたと。

でも、検査の結果は陰性だったし、痛みもなかったため、疲れたりやせたりするのは「仕事の忙しさのせいだ」と思っていたようです。そのうち胃の調子がおかしくなって、ずっと胃薬を飲み続けていたのですが、「仕事が落ち着いたら病院に行けばいい」と。

医師に「胃がんのファイナルステージ」と宣告されたとき、「どうして？」「まさか！」と思いましたが、こうして振り返ってみると、夫の体はいろいろな形で危険信号を発していたのです。

でも、夫も私も「すべて、仕事の忙しさのせい」「仕事が落ち着いて病院に行ったら治る」という落とし穴にはまってしまった。

人間は、物事をネガティブにとらえがちな生き物だと言われますが、いざネガティブなことが起こると、それをよいように考えたくなるものなんですね。

「たられば」の話をしてもしょうがないのですが、「何か変」「いつもと違う」と感じたら「どんな理由があっても放っておいてはいけない」ということを痛感しています。やはり違和感は危険信号なんだと。

私のこと

さまざまな兆候を見過ごしていた自分を棚に上げ、夫が胃がんになったことを「どうして？」「まさか！」とばかり考え、夫が死んだら自分も生きていけないと絶望していた私。それには理由がありました。

２０１９年のある日から突然、私は立つことも座ることも、横になることさえもできなくなりました。体じゅうの筋肉が死んでしまったような感じで、動こうとすると関節がいうことをきかない。

指先を動かすこともできないので、洗濯や掃除は夫にやってもらい、料理は包丁を使う必要のない、カットされた野菜や肉、魚を使った鍋料理だけ。その状態はどんどん悪化し１年後には左腕が不自由になり、とにかく痛くて痛くて、毎晩泣きながら暮らしていました。

不思議なのは、ある部分は強烈な痛みを感じるのに、皮膚の感覚がなくなったこと。たとえば、剃刀か何かで皮膚を傷つけても、血が流れず痛みを感じない。熱いお湯がかかっても、熱いと感じることなく赤みがすっと消えてゆく。

自分の体がどうなってしまったのかわからず、毎日不安で、怖かった。「私はもう、人間じゃない」「道行く人たちや、杖を突くお婆ちゃんでさえも羨ましい」と、気持ちがどんどんふさぎ込んでいきました。

この苦しみから解放されたい、何とか治したいとあちこちの病院を訪ねるも、どの病院でも「検査の結果、どこも異常ありません」と言われるばかり。

でも、体じゅう、たしかに異変を起こしている。皮膚の感覚も、そしてさらに味覚はあるのに美味しいかどうかもわからなくなってしまった。それなのに「異常なし」と言われ、治療してもらえず行き場をなくした。

体が元に戻らなかったら、この先私は夫の存在なくして生きてはいけない。

そう思ったら怖くて怖くて、夫が仕事に出かけている間は「どうか無事に帰ってきてくれますように」と祈り、夫の「ただいま」の声が聞けると「ああ、よかった」と安堵する、という日々が2年ほど続きました。

それが、ある日突然、体じゅうの血液がものすごい勢いで巡りだして、2年間全然出なかった汗が出始めたんです。死んだようだった筋肉も感覚を取り戻して、急に筋肉痛みたいになって。

自分でもわけがわからないまま、復活。２０２０年12月半ばのことです。

そして、３月。車で走っていたら、あちこちの広告看板が空いていることに気がつきました。新型コロナウイルス感染症拡大の影響で、多くの企業が広告を出すどころではなくなったのでしょう。自宅近くのインターチェンジを下りたあたりにも、空いた広告看板がありました。それを見て、「そうや、私が広告を出そう！」と思ったんです。

実は、２年間家に閉じこもっていたときに、色鉛筆で食べ物の絵を描いていたんです。何を食べても美味しいのかわからないのに、食べたい物がいっぱいありました。それで、「食べてみたいな」と思うパンやお菓子、フルーツ、野菜などを「描いたら食べたような気になり」、色鉛筆で美味しそうな物ばかりを描いていたんです。

指先はうまく動かないのですが、私は普通の鉛筆の持ち方ではなかったので、色鉛筆を手で握って描くことができました。座るとお尻が痛かったので、少しでも痛くないようなリクライニングの椅子を夫が買ってくれ、１日中、疲れも感じなくて、眠気もないのでそこに座って、毎日毎日描き続けていました。

その、描きためていた色鉛筆の絵でみんなに元気になってもらおうと、広告を出すことに。私にとって、それは「復活記念碑」でもありました。

当然ながら費用がけっこうかかり、夫には「他でお金が必要になったら、どないすんねん」と呆れられたのですが、「いいの。私の記念碑なんやから」と言って広告会社に連絡を入れ、お金を振り込みました。

それが、3月18日。まさかその6日後に、衝撃的な出来事に見舞われ、お金が必要になるなんて思ってもみませんでした。

「やっさんが死んだら、私も死のう」

「どうやって死のう？」

24日、病院から自分ひとりで家に戻ってからは、ずっとそんなことばかり考えていました。頭に浮かぶのは、お葬式の映像ばかり。

次の日、その次の日も何も飲めず、何も食べられませんでした。そのせいで翌朝、布団から立つとフラッとしたのですが、「そうか、何も食べなかったら死ねるんや」とわかりました。夫と一緒に死ぬのなら、もう悲しむことはありません。私が死んだ後、誰にも迷惑をかけないようにと、家を片づけ始めました。

ひとすじの希望

「やっさんと一緒に死のう」と思ったら、不思議と心が落ち着いてきました。一緒に死ぬのなら悲しむ必要なんかないんやと覚悟ができた。

もう死ぬんだから、あれもこれもいらないと、家の中のあれもこれも片づけ、たくさんあった洋服もとりあえず必要なものだけ残して処分しようと、袋に入れ始めました。

ある程度片づいたところで一息つき、パソコンを開いてみました。

世の中にがんに関する情報はあふれているし、それも夫のケースに合っているかどうかわかりません。いい加減な情報もあるだろうから、調べる気はまったくなかったのですが、インターネットの検索窓に「胃がん」と入力。すると、

「ステージ4でも諦めるな！　免疫療法」

という文字が目に飛び込んできました。

「これや！」

ひとすじの希望が見えました。

今のところ免疫療法には、治療効果や安全性が科学的に証明されたものと、そうではな

いものがあって、効果が証明された免疫療法はまだ一部に限られているといいます。だったら、効果が証明された免疫療法を夫に受けさせよう。

そう思ったら、落ち込んでなんていられない、私も元気にならな！　とようやく食欲が出てきました。ただ、免疫療法を受けるには、まずお金が必要です。このとき一瞬、「あのお金があったら」と看板広告のことを思い出したのですが、今さらそれを悔やんでも仕方がありません。

すぐに、私の兄に連絡をしました。夫がステージ４の胃がんになったことを伝え、その治療にお金が必要なので、空き家になっている実家を私にもらえないだろうか？　とお願いしたのです。兄は驚いて、でもすぐに、こう言ってくれました。

「やっさんは、みっちゃんにとって大事な人やもんな。好きにしたらいいよ」

本当にありがたかった。兄の優しさが心にしみ、ここに支えてくれる人がいるのだと、勇気づけられました。

さあ、次は誰に連絡しよう？

そのときの私には、私を気遣ってくれる友達よりも、私と同じ気持ちになってくれ、一緒に夫のがんと闘ってくれる人が必要でした。そこで、まずは私とも仲のよい夫の親友であるS君に電話をしたところつながらず、他に私が連絡先を知っていた親友M君に電話。M君はかなりショックを受けているようでした。

「何でもするで！　何でも言ってや！」

「私の実家を片づけたいんやけど、手伝ってもらえるやろうか？」

「わかった！」

M君との電話を切ると、すぐにS君から電話がかかってきました。

「聞いたで！　みっちゃん、お金の心配はせんでいい！　たとえ何億円借金しても、俺がお金を出すから、あいつを絶対助けたってくれ！」

いつも夫は「俺には、相手はどう思っているかわからへんけど、俺が親友と思っているヤツはたくさんいる」と言っていました。

M君、S君と話をして、「相手も同じ気持ちやったんや、しかもすごい親友ばかりや」と感動して、私はふたりのありがたさに号泣してしまいました。

M君とS君、そして私の3人で、夫の状況をLINEで共有するためにみんなの気持ちを込めた「やっさんを絶対に助けよう！　プロジェクトチーム」を立ち上げたのです。が、その後、さらにやっさんを助けたいと思う親友たちが集まり、チームのメンバーは手術までにすでに20人を超していました。

7時間に及ぶ大手術

夫が入院した2日後の3月26日、病院から連絡がありました。

「来てください」

病院に行き、夫と一緒に胃カメラの画像を見ながら、医師から説明を受けました。

「かなり大きな胃がんから出血しています。ヘモグロビンの数値を上げてから、手術します」

「胃と脾臓《ひぞう》を全摘、すい臓のお尻部分（尾部）とリンパ3つを切除します。今はステージ4aですが、お腹を開けてみて、がんが飛び散っていたらステージ4b。その場合は、そのままお腹を閉じます」

ただ、ヘモグロビンの値が3g／dlでは手術ができない。輸血をして9g／dlまで値を上げてから手術を行う、ということでした。

手術は、4日後の3月30日9時から。医師からは、手術でがんをすべて除去した場合も、再発が見込まれると念押しされました。医師は深刻な表情をしていましたが、私はそのときにはもう、免疫療法で夫を助けられると思っていたので、まったく動じませんでした。そして、説明をすべて聞き終えると、医師に「夫と話がしたいから」と言ってふたりだけにしてもらいました。

夫に、プロジェクトチームの話とS君との電話でのやりとりの話をすると、少し涙ぐんだようでした。

「いや、あいつにお金を出させるわけにはいかん」

その言葉で、私は、ふたりの将来のために貯めていたお金をすべて使おうと、腹をくくりました。

どの道、「やっさんが死んだら私も死ぬ」という覚悟ができていたので、免疫療法なしでは、この先、私の生きる道もないのと同然だと思っていたからです。


そして、手術当日。私は自宅待機でした。新型コロナウイルス感染症のこともあり、病院には来ないように言われていたのです。医師からは、「お腹を開けてみて、がんが散っていたら手術を止め、そのままお腹を閉じる」「それがわかるのは手術を始めて2時間くらいした頃」と聞かされていたので、私は2時間、それこそ身動きもせず、スマートフォンを横に置いてじーっと待っていました。

そろそろかなと時計を見ると、11時を回っていました。病院からは連絡がありません。

「手術を続けるんや。よかった、ステージ4bではなかったんやな」

少しだけ、ホッとしました。

手術が終わったのは、夕方4時すぎ。7時間にも及ぶ大手術でした。

連絡を受け病院にかけつけて、医師に「どうでしたか？」と聞くと、「リンパに転移がありましたが、除去できました。念のために大腸も焼きました。それ以外の転移はありません」

よし、これで夫は絶対に助かる！　そう思いました。

病院を出て、最初に向かったのは夫の母親のところでした。最初、夫が入院することは伝えていたのですが、胃がん、それもファイナルステージだということは伏せていましたた。ところが、入院3日後ぐらいに夫が義母に電話をして、本当のことを伝えてしまったんです。その後、義母から私のところに電話がかかってきました。泣きながら。

でもそのときすでに、私には夫のがん闘病の道筋が見えていたので、

「お義母さん、大丈夫。私が絶対に助けるから」

「そう。じゃあ、あなたに任せる」

そんなやりとりをしていたのです。

手術の結果を一番知りたいのは、やっぱり義母でしょう。急いで行って「手術で、がんが何とか取れたよ！」と伝えると、「よかったなあ」と言って、また泣いて。でも、今度

の涙は希望の涙。私は、「お義母さん、もう大丈夫だからね。安心して」と言って、義母と別れました。

次に向かったのは、S君のところです。手術の経過をずっと待っていたプロジェクトチームのみんなにはメッセージで報告をし、S君は仕事の準備でメッセージを見てないだろうし、きっと私と同じように、心配して何も手につかなかったに違いない。とにかく直接伝えようと、S君が営むお好み焼き屋さんへと急ぎました。

お店の戸を開けると、S君は私の顔を見た瞬間、

「どうやった⁉」

S君の、あんなに心配そうな顔は見たことがありませんでした。

「手術、成功したよ！」と言うと、S君は、お店のお好み焼き用の鉄板に手をついて顔を伏せ、「わーっ」と泣き出しました。

「よかったな。これまでの人生で一番嬉しい」

「ここからがスタートやけど、とりあえず第一段階は突破や！」

でも、ホッとしている場合ではありません。私には、すぐにやらなくてはいけないことがありました。

PART 2

全身全霊で夫をサポート

光免疫療法

絶望していた私に希望を与えてくれた免疫療法。しかも効果が証明されている免疫療法はどこで受けられるのか。さまざまな情報が入り乱れたインターネットで調べている場合ではありません。欲しいのは、正しい、確実な情報です。

誰に聞けばわかるだろう。

手術の4日前、3月26日にインターネットで「免疫療法」という文字を見つけた瞬間から、私は動き出していました。

私は、全身に起きた異変で2年間、家に閉じこもる前、そして今も、フリーランスのアナウンサーとしてラジオ、そしてイベント司会のお仕事をしております。

免疫療法に詳しい人は誰かいないだろうかと考えていたとき、数年前に開かれたがんのシンポジウムの司会をさせていただいたことを思い出したのです。

さっそく、そのときにお目にかかった方たちの名刺を探したものの、名刺がたくさんありすぎて、一晩かけて調べても埒があきません。これは、私に司会を依頼してくれたKさんに電話をするしかない、そう思って手術の前日の朝に電話をしました。

事情を聞いたKさんは「わかった」と言って、すぐに、シンポジウムの担当者だったH

さんに連絡を取ってくれたのです。すると、ほんの2、3分後、Hさんから電話がかかってきました。

「どんな状態ですか？　すい臓はお尻の部分だけ切るそうです」と答えると、
私が「すい臓は？」

「それなら、助かるかもしれない」

KさんとHさんは、がんの人たちを助ける活動をしていたので、情報をたくさん持っていました。

Hさんが「控えるもの、用意して。自分が今持っている情報、全部渡すから！」と。

私が「免疫療法」を望んでいることを知ったHさんは、「国立がん研究センターで『光免疫療法』の治験を行っている最中だ」と言うのです。

光免疫療法とは、アメリカ・コロンビア大学の日本人医師が発明した最新のがん治療法のこと。がん細胞に光（近赤外線）を照射してピンポイントでがん細胞だけを破壊するのだといいます。

「首から上のがんの治験はすでに終わっていて、首から下の治験が始まったという情報があったから、電話をしてみて。治験対象に該当したら、治療費はいっさいかからない。もし該当しなかったら、そのときは、東京のいい先生を紹介します」

その先生が行う免疫療法は、手術後に行うことができるとのこと。退院後、すぐに治療を開始し、抗がん剤は使わないという話でした。

Hさんと話した後、すぐに国立がん研究センターに電話をすると、治験を受けるにはいろいろな条件がありました。夫の場合は「手術をしていないこと」「扁平上皮がんにeGFR（推算糸球体ろ過量）が強く出ていること」が条件。

そこで、明日手術だということ、ただ、お腹を開けてみてがんが周囲に飛び散っていたら、そのままお腹を閉じることを伝え、「その場合、該当しますか？」と尋ねると、「該当します」との返事。ただ、他にもいろいろと条件があるそうで、「電話では説明しきれない」と言われたので、まずは手術を受け、その結果次第でまた連絡をするということで電話を切りました。

光免疫療法の治験を受けられるかどうかはまだわからないけれど、可能性はゼロではない。もし、手術ができなかったとしても、もう一つ道ができた！

ひとすじだった光がパーッと広がり、私の眼の前を照らしました。

S君に知らせた後、Hさんに報告。Hさんも手術の結果を喜んでくれました。その上で、「遺伝子検査を受ければ傷ついた細胞がすべてわかる。少し落ち着いたら、セカンドオピニオンを受けに東京の病院に来るように」とのこと。私はさっそく、東京行きの準備を始めました。

本人の意思を確かめないことには動けませんが、切除できたとはいえリンパ転移が3カ所あったことが気にかかるので、本人がセカンドオピニオンを受けることに同意したらすぐに動けるようにしておきたかったのです。

まず、東京への移動手段は何にするのか。一刻も早く手を打ちたかった私は、「セスナは借りられないかな」「ドクターヘリは使えないだろうか」と考えたのですが、いずれも「個人の利用は不可」。「そりゃそうでしょ」と笑われるかもしれませんが、私は本気で考えていたのです。

その後、介護タクシーなら手配できることがわかり、移動手段が決まりました。

術後、夫の様子はかなり順調でした。LINEでのやりとりでしたが、手術の2日後から歩行のリハビリが始まったそうで、「術後の痛みは半端ないがしんどさはまったくナシ。元気すぎて昨晩もまったく眠くなかった」とのこと。

セカンドオピニオンを受けることや免疫療法はすべて私に任せるとのことで、流れに身を任せ東京へ行く心構えができたそうです。

「東京には、自分で車を運転して行くつもりだった」

このＬＩＮＥメッセージを読んで、さすがの私もびっくり。夫の体の回復力はすごいと思いましたが、メンタルの回復力はそれ以上でした。

本人がこんなにポジティブならがんをやっつけられる！　私は、そう確信しました。

東京へ向かう

その後、４月５日に東京に向かいました。夫はまだ入院中だったので、まずは私だけ上京して、今後のことについてＨさんと話し合うためです。

Ｈさんからは、次のように言われていました。

「がんの芽があっても、おそらく病院は知らせないでしょう。遺伝子検査でＤＮＡ細胞までチェックをしてから、免疫治療を施します」

「免疫療法は、今後のがん細胞もブロックしてくれる。市立病院での診療はそのまま続け、セカンドオピニオンとして取り入れましょう」

東京に着くと、Ｈさんからさらにドクターに詳しいＮさんへとつなげてもらい、難治性疾患の治療や抗加齢治療を行っている遠藤陽一先生、免疫治療と遺伝子治療を専門とする廣田毅先生に引き合わせてくれました。

Ｎさんは偶然にもフェイスブックでのお友達で、以前お仕事でもご一緒させていただいた方。Nさんが私を両先生に紹介してくれ、打ち合わせはスムーズに進みました。
通常、病院では医師とゆっくり面談できることはほとんどありませんが、おふたりは2時間くらいずっと、私の話を聞いてくれたのです。

その結果、おふたりの見解は、

・夫の体には5年前くらいからがんが潜んでいたのではないか
・市立病院の手術では、なぜ大腸を焼いただけでそのままにしたのか。この先、癒着が起こる可能性がある
・市立病院の手術・治療だけではがんは消えないので、このままでは再発する
・がんが進行しているので、抗がん剤治療は必要
・この状態では、免疫治療では追っつかない
・遺伝子治療が適していると思われる。遺伝子治療は点滴で行われ、入院は不要
・ビタミンCと水素を摂る
・人によって効く抗がん剤とそうではないものがあるので、CTC検査（血中循環がん細胞検査）をして、適した抗がん剤を選択する必要がある
・退院後、すぐに市立病院に診断内容資料を作ってもらい、それを持ってCTC検査を受

けに来てほしい
・病院の言いなりにならず、不要な治療は受けない
・遺伝子治療がうまくいくと自己免疫力が上がり、がんを撲滅できる
・体力があれば大丈夫。根気よく治療を続けることが大事

おふたりの話は明確で、聞き終わる頃には私は大きな安堵感に包まれました。夫と私の進むべき道が、はっきり決まったからです。

「遺伝子治療」のことは初めて耳にしましたが、この先生方なら信頼してお任せできる。そう思いました。

「ただ、一つ問題があります。ちょっと費用がかかるんです」

と、先生方。私はすかさず、こう言いました。

「お金ならあります。家を売ります。いざとなれば助けてくれる友達もいます。とにかく、夫を助けるのが私の使命なんです！　どうか、よろしくお願いします」

すごい剣幕だったと思います。

でも、私の本気度がおふたりにも伝わり、「とにかく退院するまで待ちましょう」ということで、打ち合わせは終了しました。

打ち合わせでは、治療方針の他に大切なこととして、

・「笑い」のある、ストレスのない生活が大事
・疲れないように気をつける
・がんにならない体をつくるためには「食事」も重要

私には、遺伝子治療も抗がん剤治療も夫に施すことはできないけれど、この3つならできる！

毎日、怒らないで「笑い」あふれる家庭を心がけよう。

夫を疲れさせないよう、ケアしよう。

食事なら、お任せあれ！

詳しくは後述しますが、食事で体が変わることは実体験として知っていました。

医師によっては「食事は関係ない」「好きなものを食べていい」と考える人もいるようですが、そもそも、私たちの体は食べるものでできています。

病気と食事が無関係なはずはない、と私は思うのです。

先生方の「食事も重要」という言葉がとても心強く、私の手で夫を助けることができるかもしれないというチャンスがやってきた。私は「食」で夫をサポートしようと決め、東

京を後にしました。

「食事で治す」と決めた理由

私が、「食事で体が変わる」ことを実感したのは、息子がリウマチになったことがきっかけでした。

息子は中学生のとき、突然、膠原《こうげん》病の若年性リウマチを発症しました。もちろん、病院で治療を受けていましたが、毎日の生活の中で私がサポートできるのは何だろうと考えたとき、「食事」が頭に浮かびました。

そこで、リウマチと食べ物の関係を調べたところ、見事に息子が嫌いな食べ物がリウマチ予防に効く食べ物だったのです。若い男の子にありがちなのかもしれませんが、息子はハンバーグが大好きで、ファストフードのハンバーガーは毎日でも食べたいタイプ。

逆に、嫌いで食べなかったのが魚。でも、魚こそ、リウマチ予防には必要な食べ物でした。そこで私は、何とか工夫をして、息子に魚を食べさせるようにしました。

また、息子が中学卒業後に進んだ高校は、飲食店で研修をかねたアルバイトをするという学校でした。ちょうど私の同級生が、魚料理中心のお店を営んでいたので、息子をそこに預けることにしたのです。

その店では、まかないも当然、魚が中心。その結果、3年ほどでリウマチが完治したのです。もちろん、病院での治療の効果も大きかったと思いますが、肉中心の生活から魚中心の生活に変わったことで、リウマチを遠ざけることができました。

さらに、以前から痛風に悩まされていた夫も、痛風に悪い食べ物を食卓から排除することで、症状が出なくなったのです。

そうした経験があったので、夫のがんも「食事でやっつけられる」と思ったのです。

ただ、調べれば調べるほど、がんはリウマチや痛風と違ってかなり手強い相手。食べるべき食べ物と、食べてはいけないものが厳密に分かれていました。

がんに関する食事療法と言えば、アメリカには「ゲルソン療法」、日本でも「マクロビオティック」などがよく知られていますが、私はそれらにはあまり興味がわかなかった。勧められている食事の内容を見るとストイックすぎて、とても続けられないと感じたからです。

「食べること」は、生きていく上での大きな楽しみです。

がんになったからといって、あれもダメ、これもダメと食べてはいけないもののオンパレードになってしまったら、生きる意欲もわかないでしょう。

そこで、「がんが棲みにくい体」をつくるため、「制限はありつつも、食べるのが楽しみになる食事」を目指すことにしたのです。

みちる流「がんをやっつける食事」の考え方

「がんに効く食べ物」というキーワードで検索すると、たしかに体にはよいかもしれないけれど、いかにも「病人食」「健康食」で、食べる楽しみが今一つ足りません。

そこで私は、思いつく食べ物を一つひとつ「これを食べると、がんにどんな影響があるか」を調べることにしました。

その上で、「がんの餌になるものは避ける」「がんをやっつける力のあるものを積極的に摂る」という基本方針を決め、もし、そのときに食べたいと思ったものが、がんの餌になる可能性がある場合は、その分、抗がん力の高い食べ物をたくさん摂って相殺することにしました。

ここからは、私が実践していることをご紹介しましょう。

①水素水

まず最初に準備したのは、水素水。

東京の遠藤先生、廣田先生にも「水素を摂るように」と言われました。というのも、とくにがんの人は、体をアルカリ性に保っていなければならないからだそうです。

「水素水」という名のもとで販売されている水はいくつかありますが、私は確実に水素水を手に入れたかったので、医療機器のアルカリイオン整水器（日本トリム『電解水素水整水器』）を購入。お値段は少々張りますが、高濃度の水素水が作れるので買うことにしたのです。

この整水器では、水素水が4段階のレベルで作れるようになっているのですが、高濃度の4段階めは殺菌用で野菜を洗うのに使っています。

農薬などの化学物質は体に負担をかけるため、野菜も無農薬無化学肥料のものを選ぶのが理想ですが、お値段が高めです。なのですべてがオーガニックの野菜でなくても、この高濃度の水素水にお野菜を浸け置きしたりして活用しています。

そして水素水には、体内の悪玉活性酸素を無効化する働きがあるそうで、研究結果でもがんに効果があるという記事も見ました。長期的に見たらこの水素水整水器はお得な買い物でした。

②オリーブオイルとココナッツオイル

遠藤先生、廣田先生にも「油だけは気をつけてください」と言われています。油によっては、発がん性があったり、免疫力を低下させたり、体に炎症を引き起こしたりなどのリスクがあるからです。

幸い、我が家では長年、オリーブオイルを使っていました。息子が若年性リウマチを患ったとき、油について調べてオリーブオイルにたどり着いたのです。前述のとおり、投薬と魚中心の食事、そしてオリーブオイルのおかげで、息子のリウマチは完治しました。

オリーブオイルは、がん患者にもよいとされています。我が家では、ドレッシングや卵焼きにもオリーブオイルを使っています。

もう一つ、我が家で活躍しているのは、有機ココナッツオイル。ココナッツには、ミトコンドリアを生成するマグネシウムやカリウムが豊富に含まれ、認知症予防にもよいとされています。

マウス実験で、乳がんの増殖を抑える効果が期待できるという結果も得られました。がんにはバターやマーガリンが使えないので、それらの代わりにパンにはココナッツオイルを塗ったりしています。しかし、摂りすぎには注意が必要です。

ごま油にも抗酸化作用があり、がんを予防する効果が期待できるので、中華料理には必須です。

いずれも、買う際には原材料に不要なものが添加されていないものを選んでいます。

なお、オメガ3系の油である、ヘンプシードオイルやアマニ油には炎症を抑える働きがあり、がんにもよいと言われていますが、毎日使う油としてはお値段が高めなのが難点。我が家では続きませんでした。

③砂糖の代わりに「メイプルシロップ」

がんの餌になるものの筆頭は、砂糖。これは、がん患者の間ではすでに常識となっていますが、どうしても甘みは欲しい。甘い物って、なぜか幸せな気分になりますよね。

では、甘味料として何を使えばいいのか。

料理の味付けとして、私はまず「本みりん」を選びました。その手前で、でんぷん生まれの『マービー』という還元麦芽糖を取り寄せて使っていたのですが、お値段が高く、長期戦になると厳しい。そこで、手に入れやすい「本みりん」にしました。

「みりん風調味料」はよりリーズナブルですが、がんの餌となるブドウ糖が入っているのでNG。その点、ブドウ糖などが入っていない「本みりん」の原材料はもち米と米麹とアルコールのみなので安心ですし、味も美味しいのです。

そして、砂糖の代わりには「メイプルシロップ」。カエデの樹液を濃縮した甘味料で、炎症を抑えるというエビデンスがあり、がんの転移を抑制できる可能性もあると言われています。自然で優しい甘みがあり、煮物などの料理にも大活躍してくれます。
ちなみにハチミツやアガベシロップも砂糖と同じなのでご注意ください。

④塩を使わない

塩は、がんの生成を後押しすると言われています。そのため、我が家では塩そのものは使いません。

塩抜きや、キムチをつくる際の水抜き用の塩など、どうしても塩が必要なときは、マグネシウムやカリウム、亜鉛などのミネラルをたっぷり含む海水塩を使います。ナトリウムのみの、精製された食卓塩などは使いません。

料理は、味噌が味付けのポイント。

できるだけ塩分を抑えようと減塩味噌について調べていたところ、「麦味噌を食べる習慣のある地域の人は、大腸がんでの死亡率が低い」という情報に行き当たりました。

麦味噌は甘みと旨みがあり、料理の味に深みが出ます。塩そのものを使わなくても、ほどよい塩気が感じられるので、食べたときに十分満足感が得られます。

⑤醤油の代わりに「ココナッツアミノ」

醤油は旨みたっぷりで和食には欠かせない調味料ですが、小麦が入っているので、我が家では使いません。

当初、塩も醤油も使わず、麦味噌を味付けのメインにしていたのですが、毎日、それだけだとやっぱり飽きてしまいます。

あるとき、うなぎの白焼きに味噌だれを塗ってうな丼をつくり、夫に出したところ、半分も食べてくれず、「こんな食事ばっかりやったら、もう、生きていくのが嫌や」と言い出して。

それを聞いて、「私はこんなに頑張っているのに」と腹が立って、腹が立って。

でも、もともと食いしん坊の夫にとっては、毎日、同じような味付けのものばかり食べさせられて辛いんだろうな、うなぎはやっぱり甘い醤油味の蒲焼が美味しいよな、と気の毒に思いました。

気を取り直して、醤油に代わる調味料を探して出合ったのが「ココナッツアミノ」。ココナッツアミノは、ココナッツの樹液と塩水から作られています。塩水といっても、塩分は醤油の3分の1以下ですし、ココナッツはがんをやっつけてくれるので、こんなにありがたいことはありません。

色も風味も、「甘めの醤油」という感じ。みりんと醤油を使うような料理ができますし、炒め物やマリネなどにも使えます。

夫が何より喜んだのは、おつくりを美味しく食べられるようになったこと。それまでは、醤油も塩も使えないのでおつくりは諦めていたんです。ココナッツアミノは、我が家にとってまさに救世主。残念ながら日本のスーパーなどでは売っていないので、私はインターネットで有機のココナッツアミノを取り寄せています。

⑥牛肉豚肉・加工肉はＮＧ

赤身肉は大腸がんのリスクが高いとされているので、食べません。

ハムやソーセージなどの加工肉も、鮮度を維持したり腐敗を防ぐために使われている硝酸塩と亜硝酸塩に発がんリスクがあるというデータがあるので、食べません。

⑦乳製品を摂らない

牛乳と、牛乳を原料とするチーズ、バター、ヨーグルトなどの乳製品は、とくに前立腺がんや乳がんなどのリスクを高めるというエビデンスがあるので、我が家では使いません。

⑧生ジュース

『今あるがんが消えるレモン・にんじん・りんごジュース』(済陽高穂著・ナツメ社)という本に出合いました。がんを防ぐ食材の中でも、とくに摂るべきとされるのは、ビタミンCやクエン酸、ポリフェノールなど多くの栄養素を含み、それらの相乗作用ががんの予防や改善につながるといわれるレモン。レモンの他、免疫力を高め、がんの予防に役立つとされるにんじんやりんご、ブロッコリー、ゴーヤをジューサーにかけ、半年間、毎朝飲みました。その後、キャベツや小松菜、トマト、ほうれん草、セロリ、パプリカ、オレンジ、キウイ、柿、ゆずなども加えて飲むように。

⑨田七人参

東京につないでくれたHさんに、「傷口を早く治す効果が期待できる」と勧められ、夫は毎日飲んでいます。最初は煎じ薬を、今は錠剤です。

中国原産で、もともとは「サンシチニンジン」という名のウコギ科の薬用植物で、植えてから収穫するまで3~7年かかるため、この名前がつけられたとか。

かつての広西省の田陽、田東で生産されるので「田七人参」とも呼ばれるようになったようです。調べたところ、抗ウイルス、抗コレステロール、抗腫瘍作用が期待できるという情報も。肝機能にもよいとのことで、投薬をすると肝臓の数値が高くなるのですが、このおかげで肝臓の数値も低めを維持していたのかもしれません。

⑩食物繊維

腸内環境を整えたり生活習慣病予防のために、食物繊維をたっぷり摂ることが推奨されていますが、発がんリスクを抑えるというデータがあります。

夫を苦しめ続けた便秘予防の効果も大なので、我が家の食卓には毎日、食物繊維の多い野菜をたっぷり使った料理が並びます。

⑪タジン鍋

タジン鍋は、もともとモロッコ発祥の調理器具で、蓋が縦に長く円錐形で、帽子のようになっているのが特徴です。

見た目は可愛いのですが、食材の栄養を逃さずに調理できるという心強い味方。鍋の中で野菜の水分が循環するので、水を加えなくても美味しい蒸し料理ができるのです。

水を使わないため食材の栄養を逃さずに摂れるので、茹でたり炒めたりするよりも栄養を効率よく摂取できると言われています。

何よりの魅力は、調理の手間がかからないことです。野菜を皮ごとタジン鍋に入れて蓋をし、火にかけるだけ。栄養を逃さずに摂れるだけでなく、野菜の旨みも凝縮されるので、調味料なしでOK。「野菜って、こんなに美味しかったっけ？」と驚きますよ。

これまで挙げた食材、食品を食べても大丈夫、という人もいると思いますので、私は「○○は絶対にダメ」と言うつもりはありません。

夫の体を「がんが棲みにくい体」にするために実践していることや考え方をご紹介したまでです。

でも、私もこれまで夫と同じ食事をして感じるのは、以前よりもずっと元気で、肌の調子もよくなったこと。あの、死んだような2年間が嘘のようです。食べすぎてもすぐに体重も元に戻るので、太ることはありません。

がんの心配がない人でも、もし興味があれば一度、試してみてもいいかもしれません。

「やっさんを絶対に助けよう！　プロジェクトチーム」結成

がんは手強い相手。でも、私にはがんに関する知識はほとんどありませんでした。

いきなり、夫が「胃がんのファイナルステージ」だと宣告され、絶望の淵に立たされていた私が、「免疫療法」の情報と出合って少し希望が見え始め、その費用の工面をしようと動き出したときに頼ったのが、私の兄、そして夫の親友たちでした。

私から、夫ががんであることを聞かされたM君、S君は「やっさんを絶対に助けよう。そのためなら何でもする」と言ってくれ、まずは彼らと私の3人で夫の状況をLINEで共有すべく「やっさんを絶対に助けよう！　プロジェクトチーム」を立ち上げたことは、先述のとおりです。

夫にそのことを伝えると、「俺にはたくさん友達がいる。MやSだけに知らせて、他のやつらに知らせないのは申し訳ない。あいつも、あいつも、あいつも……」と言うのです。さらに、「仕事で会っている人たちも、そのグループLINEに入れてくれ。それでも、他にもまだいるし……。俺は関与していないことにしてくれ」と。

私としては他に、がんをやっつけるために必要な人、たとえば野菜やフルーツを扱っている人が夫の友達にいたと聞き親身になって準備をしてくれる人、情報通の人にもチームに入ってほしくて声をかけていったら、どんどん人数が増えて、あっという間にメンバーは20人以上になりました。

私は、「□□について知りたいんやけど、誰か情報を持っていませんか？」とメンバーに聞いたり、「あなたには〇〇をしてほしい」「あなたには△△をお願いします」というふうに、みなさんにそれぞれの得意分野でがん撲滅のための情報を集めてもらえるよう、伝えました。メンバーのみなさんも自分で調べて、気づいたこと、新しく得た情報などをLINEで共有してくれたり、がんに関する本を買ってきてくれたり。

M君に至っては、「自分に何ができるか、何をしたらいいかわからないから」とお百度参りをしてくれたんだそうです。

また、すでに独立して家を出ている息子も、力になってくれました。私の食事で、リウマチが改善した息子です。夫のがんがわかったとき、息子は家にいなかったし、忙しいだろうから心配かけてはいけないと思って、連絡しませんでした。手術が終わって、少し落ち着いたら電話をしようと。

ところが、どこからか「父親ががんだ」との情報が入ったらしく、「なんで、一番に俺に電話せえへんのや!」と、怒鳴り込んできたのです。

ふだん、頻繁に連絡を取り合っているわけではなく、家にもなかなか帰ってこない息子も、とにかく「俺ができることは何でもする」と。高校卒業後、息子は料理の道に進んだのですが、思うところあって保険の仕事に転職したんです。彼は、がんと戦うために必要な保険の手続きを、忙しい私に代わってすべてやってくれました。

とても、とても、心強かった。夫と私のふたりだけでは、ファイナルステージのがんに立ち向かうことはできなかったと思います。

メンバーのみなさんには、改めて御礼を伝えたいと思います。

本当に、ありがとう。

チームに入るまで、夫のがんのことを聞いても状況がわからず「心配で夜も眠れず仕事も手につかなかった」と言う友達。願掛けに禁酒してくれていた友達。割烹料理店の友達は、「必要な魚はそろえるで」と新鮮な魚を調達してくれたり。全員がそれぞれ「やっさんを助けるために何かしたい」と思ってくれた気持ちが嬉しく、一緒に泣き、喜び、力になってくれたことに、心より感謝します。

夫の体調、がんの変化

プロジェクトチームのメンバーとは、夫の体調や検査の結果なども共有しました。そのときの記録に基づいて、手術前からの夫の様子、がんの変化、検査の結果などをチームのメンバーが時系列でまとめてくれたものを、ここでご紹介します。

２０２１年
３月23日
肛門科の医院を受診。便秘の原因が不明のため血液検査。
３月24日
病院から緊急呼び出し。緊急の輸血が必要とのことで市立病院へ。内臓からの出血を確認。ＣＴ検査の結果、胃がんと転移が見つかる。「ファイナルステージ」と告知され、そのまま入院し、輸血。
３月26日
胃カメラ検査により、胃がんと、脾臓、すい臓&リンパへの転移で「ステージ４ａ」との診断。すい炎も発症しているとのこと。体力的に手術はできないと思われていたが、30日９時から、がん除去手術を行うことが決定。ただし、手術でがんがすべて除去された場合でも、再発が見込まれる。体力回復後、抗がん剤治療を始めるとのこと。
３月30日
前日の段階では、普通に歩くことができ、痛みも吐血も下血もなし。やっさんの体重は69kg。朝９時から手術開始。手術は予定どおり７時間。結果、播種《はしゅ》（がん細胞がこぼれ、種を播いたようにバラバラと広がること）はなし。胃と脾臓とすい臓の一部（尾部）、リンパの転移部分を切除。注意点は合併症。今後の見通しとしては、1週間で食事、2週間で退院。

4月1日

手術から2日経過。夫にLINEを送るも返事なし。15時に「不自由で、痛い」と返信あり。私は、市立病院で抗がん剤治療に入る前に、東京でセカンドオピニオンを受けようと考える。リンパ節移転が3カ所あったことが気にかかるので、早く行動したい。

4月2日

夫よりLINE。「昨日より気分はだいぶマシだが、痛みはある」「歩行のリハビリをしたが、しんどさはナシ。元気」実は、夫はこれまでLINEを頑なに拒んでいたが、ずいぶん使いこなしている。すい臓の一部を切除したことにより、血糖値が不安定に。

4月3日

食事では、ダンピング症状（未消化の食べ物が小腸に入ることで起こる、動悸、発汗、めまい、脱力感など）が出るか否かで対処方法が変わるとのこと。食事はタンパク質（赤身肉）を中心に米も摂り、1日1800キロカロリー。食べ物と水の同時摂取はNG。少ない量で栄養の詰まった食事。セカンドオピニオンとして、免疫治療を取り入れることを検討。

4月4日

夫からLINE。「体のしんどさはまったくなし。元気すぎて昨夜もまったく眠くなかった」とのこと。がんがステージ4だということを自覚し、抗がん剤治療だけではダメだと、免疫療法に前向き。（治療を受ける）東京には「自分で車を運転して行くつもりだった」というほど元気。明後日から食事開始予定とのこと。

4月5日

夫、昼から食事開始。私は東京で遠藤先生、廣田先生と打ち合わせ。

・5年前からがんが潜んでいたのではないか
・進行しているため抗がん剤治療も受けたほうがいい
・この先、癒着が起こる可能性がある。市立病院での手術、治療だけでは、潜んでいるがんが消えない。このままだと1年半で再発する可能性
・病院の言いなりにならず、不要な治療は行わない
・進行しているが、体力があれば大丈夫
・退院後、すぐに診断内容資料を作成してもらい、適性検査を受ける必要がある
・今の状態では免疫治療では追いつかないので遺伝子治療を行う（点滴で日帰り）

・遺伝子治療がうまくいけば、自己免疫力が上がり、がんを撲滅することができる
・「食」は大事
・1000倍のビタミンCと高濃度の水素を摂る
・笑いのある、ストレスのない生活が大事。疲れないように注意

4月7日

点滴が不要に。来週、退院の見込みとのこと。

4月8日

体重増。術後は15kgの体重減が予想されたが、そこまでやせずにすみそう。

4月9日

食事は残さず食べている。昨日下剤を飲み、無事に排便あり（2回目は下痢）。食べると痛い。

4月10日

下痢、腹痛。血液検査の結果、炎症あり（すい炎か？）。整腸剤で痛みは取れた。

4月11日

平熱、快調。ただし、管から濁った液（すい液）。腸がつながっていないのか？　うまく食べ物が流れていない？　抗生物質の点滴。炎症の数値は許容範囲内。「ネットで何が

食べたいか、いろいろ見ている」「退院したらすぐに仕事に復帰する予定」。

4月12日

検査の結果は「異常なし」。すい液が出ているのも、治まる見込み。抗生物質の点滴は継続。来週月曜から食事再開。退院は来週末頃の可能性。食欲あり、歩行は速くなっている。

4月14日

夫、誕生日（53歳）。4月11日から体重が1kg増。すい液の漏れが治まるまで管が取れない＝退院できない。

4月16日

造影剤、CT検査、血液検査とすべて異常なし。すい液の漏れも落ち着いてきた。明日から食事再開予定。食欲あり。

4月17日

食事再開。ほとんど完食。

4月18日

今朝から三分粥。元気そう。

4月19日

夕食完食。それでも物足りないくらい、食欲あり。

4月20日

食欲あり。肉が食べたい。食事の量を増やしてもらうように頼む予定。

4月21日

すい液の量は減ってきたが、まだ濁っているため退院の目処が不明に。点滴が取れたので動きやすい。体重は66kg（手術前から3kg減）。大きな手術をした割には体重の減りが少ないのは◯。食事の量は増えたが、まだ足りない。おにぎりとお肉、たらこも食べたい。

4月22日

昼食からご飯に（本来なら、全粥の時期）。体力も戻り、リハビリ終了。すい液もほぼ正常に。来週には退院の見込み。夕食から、肉あり。

4月24日

食事が足りず、病院内のコンビニで『カロリーメイト』を買って食べている。すでに談話室で仕事もしているとのこと。

4月25日

体重63kgと、一気に3kg減。空腹をあまり感じなくなった。

4月26日

何もなければ、退院は4月30日。皮膚の状態から、水分不足とのこと。

4月27日

遠藤先生、廣田先生との面談日が5月10日に決定。

4月28日

栄養士さんより「普通のご飯、おにぎりも食べてOK。よく噛んで食べるほうが血糖値の上昇がゆるやかになる」。がんのステージは「3a」に。すい臓、脾臓への浸潤（周りに広がっていくこと）なし。ただしリンパ節に転移があるので、最初の見立ての状況と深刻度は変わらない。診断報告書を渡される。これを持って東京で適性検査をし、検査結果をもとに、5月17日に市立病院と抗がん剤の種類を決める。5年経過し、転移がなければ大丈夫だろう（5年生存率49％）。

4月30日

退院。治療費、入院費15万円（限度額申請をしなければ100万円以上）。仕事の準備をしに病院から事務所へ直行。明日から普通に仕事をする予定。栄養士さんから、「食事の量は普通で、状態を見て調整してください」と言われたが、この日から普通の量を完食（入院中に私が研究した、砂糖・塩・醤油を摂らない「がんの食事」）。

5月1日

夜中に一度も目が覚めず、よく眠れた。弁当、ノンカフェインコーヒー持参で出勤。

5月2日

「サムライマックを食べたい勢いやけど、みんなの思いを考えたらガマンするっ」と夫。30分かけて、しっかり噛んで食べている。ダンピング症状なし。

5月4日

よく食べ順調。念願のおにぎり（アポトーシス作用のある、もずく入り）を食べる。

5月7日

退院から1週間。ようやく体重増。退院3日目から、下剤を飲まなくても快便に。

5月8日

普通に車を運転し、仕事をしている。食事も普通。

5月10日

遠藤先生のところで遺伝子治療の点滴を受ける。最初に、通常の1000倍のビタミン

Cと高濃度の水素、抗生物質を投与。これにより、抗がん剤治療の副作用の緩和に加え、新型コロナウイルス感染も予防できるそう。CTC検査の結果について説明を受ける。22種類ある抗がん剤のうち、夫に効くのは5種類。市立病院で行う点滴と錠剤は、その5種類の中に入っているので、OK。

CTC検査の結果、夫の体にはすでに2万個のがんが存在していることが判明（ちなみに、市立病院での血液検査の腫瘍マーカーでは「異常なし」）。さらに、抗がん剤ではまったく太刀打ちできないがん細胞が混在している。この勢力が強まると、がんがどんどん増えてくるので、根本的にやっつけることが大事。今回は、廣田先生が9種類の遺伝子治療のうち4種類を調合してくださり、投与。なお、PET検査の結果は、1週間後に遠藤先生の元に届くとのこと。

遠藤先生、廣田先生、おふたりの診断は次のとおり。

・ステージ3なら、もう血中にはがん細胞が散らばっているはずなので、抗がん剤を始めないといけない時期が来ている。それにしても、がんの大きさやリンパ節転移からして、なぜステージ3になったのか？（その後、市立病院からカルテが届き、手術で「取り残し」があったことがわかる）

・病院での抗がん剤の種類はマニュアルがあり、ステージによってほぼ決まっている。それを予想し、抗がん剤以外のアプローチをしていく治療に入る

・がん細胞はいろいろな種類が混在しており、抗がん剤だけではすべての種類のがんには対応できない

・CTC検査でがんの状態を調べ、遺伝子検査をし、血液を送り、調べてもらう。3週間後にその結果が出る。がんの種類によって、9種類の遺伝子カクテルから4つを調合し、治療を行う

・検査の結果が出るまで、すべてに効果的な治療を始める。来週月曜日に市立病院を受診し、今後の予定を聞いて、再び東京へ

・治療期間は10年みておく必要がある

・若いから転移も早いので、食事や日常生活に気をつける必要がある

・抗がん剤でほとんどのがん細胞は死滅するが、中にはまったく薬が効かないがん細胞があり、それが約2年で成長し、普通の検査にひっかかる5㎜の大きさになる。遺伝子治療は、そのがん細胞に届く。まだ先進医療に認定されていないので、保険適用に該当しない。今回の検査費（CTC検査）は60万円程度。ただし、遺伝子治療費は別

・遺伝子治療が保険適用されれば、ステージ3の5年後の生存率48％が90％以上にもなる

のに、と廣田先生

5月24日

市立病院に「点滴と抗がん剤治療を受ける」と伝える。市立病院の医師も「ステージ3なら点滴と錠剤のほうがいいようだ」との話。これは3週間に1度の点滴で、8回の約半年の抗がん剤治療になるとのこと。CAPOX療法という、錠剤カペシタビンと点滴オキサリプラチン。第1回目は、6月7~8日入院。2回目以降は通院に。

5月27日

遺伝子治療2回目。副作用（高熱と寒気）もなく、元気。

6月8日

市立病院での1回目の抗がん剤治療が終わり、退院。副作用もほとんどなし。右手が少し痺れるのと顎が痛いときがあるが、これは許容範囲とのこと。

6月10日

抗がん剤投与から3日目。しんどくなってきた様子。昼のお弁当も食べられず持ち帰り、晩ご飯もほとんど食べずに横になる。「重だるくて、とにかく眠い」。

6月12日

抗がん剤投与から5日目。これまで63kgをキープしていた体重が60kgに。

6月19日

市立病院で吐き気止めの薬を多めにもらう。ただし、遺伝子治療のおかげで、それほど薬を飲まなくても快調で、体重も少しずつ戻ってきた。

7月6日

血液検査の結果、3以上ないといけない好中球の数が0・792。かなり危険な状態。ただし、手術後に「28」だった腫瘍マーカーCA19－9が、5月末までは「8」だったのが「4」まで下がっている。そして、がん患者に不足しがちなカリウムの値が、逆に高くなっている。

8月10日

抗がん剤3回目開始。好中球数は前回とあまり変わらないが、抗がん剤治療は何とか続行できることに。血液検査の結果、3月24日には「3」だったヘモグロビン値が13・2までアップ！　正常値の13・5まであと一歩。

9月1日

東京にて遺伝子治療。廣田先生いわく「進行の早いがん細胞なので、本来なら転移して悪い状態になっていたと思われるが、約5カ月経った今、状態はかなり安定。最悪の状態は脱したと思う」。

11月10日

東京にて遺伝子治療。先日の血液検査の結果、腫瘍マーカーが「6」に。遠藤先生も「これはかなり優秀です」とびっくりしていた。なお、CT検査で肺に見られた点のようなものは良性の可能性が高く、転移もなく、かなり良好とのこと。

12月8日

血液検査の結果、腫瘍マーカーの数値を見て「すごいですね！」と遠藤先生。夫のステージのがんで腫瘍マーカーの数値がここまで低くなったのは、見たことがないそう。

2022年

1月23日

明後日で、市立病院での抗がん剤治療は終了。あとは検査のみ。東京での遺伝子治療は継続。「腫瘍マーカーが上がったら、それに合う薬を投与します」と廣田先生。ただし、抗がん剤治療が終わってホッとし、普通の生活に戻った人が再発して亡くなるパターンがほとんど。なので、ここからが勝負。食事制限はさらに頑張らないと。

3月24日

がん発覚から1年経過。

4月23日

PET‐CT検査の結果、「大丈夫」とのこと。遺伝子治療も、今後は月1日に。

2023年

2月15日

2年目のCT検査の結果、「まったく異常なし」。腫瘍マーカーCA19‐9も、通常「37以下」のところ「5」! 廣田先生によれば、「市立病院に駆け込んだ当時はがんの大きさが13㎝だったので、腫瘍マーカーは明らかに1000以上はあったはず」。それが5になるなんてと、先生もとても驚いていた。

8月9日

2年半のCT検査の結果、「まったく異常なし」。CA19‐9もさらに下がって「3」!

PART 3

体験者として伝えたいこと

病院・医師との出会い方

がんに限らず、病気になった際には、いかに早く、適切な治療を受けるかが最重要事項ではないでしょうか。病気になった本人の苦痛や不安を1日も早く取り除くだけでなく、周りで支える人たちの負担を最小限に食い止めるためにも、これはとても大切なことだと思います。

では、どこの病院でどの先生に診てもらったら、がんをやっつけられるのか。

夫の場合、まさかがんだとは思わず、頑固な便秘を何とかしたいと近所の肛門科を受診しました。そこでの検査の結果、輸血が必要なほどのひどい貧血になっていることがわかり、迷うひまもなく輸血が受けられる市立病院へ。そしてそこで、がんの告知を受けたわけですが、即手術を受けなければ命が危ないと言われ、病院や医師を選ぶという時間の余裕も精神的な余裕もなく、そのまま市立病院にお世話になりました。

もし、人間ドックや健康診断などで「がんの疑いあり」という結果が出たのだったら、本格的に診てもらうにはどの病院、どの医師がベストなのか、必死で探したと思います。

今は、がんに関する本は書店に行けばたくさん並んでいますし、情報はインターネット上にあふれています。ただ、みなさんご存知のようにそれらの情報は玉石混淆です。とくにがんに関する情報は、素人でも「ちょっとあやしいな」というものが少なくありません。

それでも、がん治療を専門とする病院や医師と特別な縁がなければ、インターネットで調べるしかありません。

私も、セカンドオピニオンを受ける先を調べ始めたときは、インターネットの情報が頼りでした。

口コミも、100%信じられるとは限りませんが、参考にはなると思います。また、がんの場合は自助グループや、患者や家族の会なども多くあるので、そこから情報を得られるかもしれません。

あふれる情報の中から、ベストな情報を選ぶのは難しいし、「これ」と思っても果たしてそれが正解かどうかわからない。不安ですよね。

でも、迷い続けている間にがんが大きくなってしまったら、大変です。

まずは、自分が「これ」と思った病院や医師を訪ねて、そのときの印象や反応で判断するしかないのかもしれません。

そこで大切なのが、「全国名医一覧」などに名前が載っている有名な医師でなくても、

「患者の話をじっくり聞いてくれる」かどうか。また、緊急のときにも診てくださったり相談に乗ってくださったりする医師を、私はおすすめします。

病院や医師との出会い方について、最後にもう一つお伝えしたいことがあります。それは、病院や医師の「食」に対する考え方です。

がんの手術の後、「好きなものを何でも食べていい」とする医師には、気をつけたほうがいいと私は思います。でも、そういう病院や医師は少なくないのです。

糖尿病や高血圧症、脂質異常症といった生活習慣病の予防や改善については、病院や医師たちは「食生活を見直し、改めることが大切」と口を揃えます。

ところが、がんについては、食事との関係に関心がない病院や医師が多いのです。病院によっては、「がんは食事では治りません」という貼り紙をしているところもあります。がんも「喫煙や過労、食事など生活習慣と深いかかわりがある」とされているのに。

私にしてみたら、それは「がん患者はいずれ再発するだろうから、もう、好きなように生きたほうがいい」と諦めているというか、匙を投げているというか、患者と一緒になってがんと戦おうという気持ちがないんじゃないか、と思ってしまいます。

たしかに、「がんにはこの食べ物が効く」と聞くとそればかり食べてしまって栄養が偏り、病気になってしまう人もいるでしょう。また、「がんにはコレが効く」という宣伝文句を信じて法外な値段で売られている食品に手を出し、金銭的にダメージを受けるだけでなく健康も害してしまった、という話も耳にします。

そうした危険があるから、病院や医師の立場からは「がんにも食事の見直しが必要」と言えないのかもしれません。

でも、私たちの体は食べたものでできています。がんと食に関係性がないはずはない、と思うのです。もちろん、とくにステージの高いがんは「食だけ」では治らないでしょうし、医学的な治療は絶対に必要です。

でも、他の生活習慣病対策と同様に、食事によってがんができにくい体（環境）をつくることはできると思うのです。

夫の治療にかかわってくださっている廣田先生も、食事に気をつけることは「365×3のお家での治療」とおっしゃいます。

がん予防、再発の予防のためにどのような食事を選ぶかは、人によって違っていいと思います。ですから、病院や医師が「こういう食事をしなさい」と指導する必要はないのかもしれません。

でも、「食事なんて関係ない」とはなから食事療法を全否定する病院や医師は、本当にがんのことを知っているのでしょうか。この点が、病院や医師を選ぶ際の大きなポイントになるのではと、私は考えています。

セカンドオピニオンについて

がんの診断や治療法について、最初に診療を受けた医師とは別に、違う医療機関の医師に意見を求める「セカンドオピニオン」。日本ではまだまだ、医師に遠慮をしてセカンドオピニオンを求めたくても求められない、という人もいるようですが、私は、がん患者やその家族が納得した治療を受けることが大切だと思うので、セカンドオピニオンを聞くことをおすすめします。命が第一優先ですから。

我が家の場合、夫の容態は一刻を争う状況で、受診先や治療法を迷ったり選んだりするひまがなく、まずは手術で患部を切除した後、抗がん剤治療を受けることになりました。

実は、市立病院では「手術の後、抗がん剤治療をしますか?」と聞かれました。「抗がん剤治療を行います」ではなく「どうしますか?」と。

医師としては、「抗がん剤治療で再発は防げる」とは言えないし、抗がん剤治療は副作用が強くて辛いので、受けるかどうかは患者本人次第、ということだったのでしょう。

それは仕方のないことなのかもしれませんが、このとき、私は突き放されたように感じてしまいました。

これは、自分で何とかするしかない。夫の体の中に潜んでいるかもしれないがんを徹底的にやっつける方法を見つけなければ……とセカンドオピニオンを求めることに決め、免疫療法、そして遺伝子治療にたどり着いたことは、先述したとおりです。

市立病院で、「標準治療の他に免疫療法を受けようと思っている」と伝えたところ、最初は「免疫療法ですか。胡散臭い病院がけっこうありますよ」と言われました。免疫療法ではなく遺伝子治療を受けることにしたと伝えたときも、あまりいい反応は返ってきませんでした。

でも、私は夫の命を助けたい一心でしたし、自分なりに調べ尽くし、幸いなことに信頼できる方に巡り会えたと確信していたので、何を言われても平気でした。

セカンドオピニオンを聞くこと＝転院することではなく、今治療を受けている医療機関の担当医のもとで治療を受けることを前提としています。

夫も、市立病院で抗がん剤治療を受けながら、遺伝子治療を続けています。市立病院の医師は、夫のがんが再発していないことや、さまざまな数値が改善していることで、遺伝子治療の効果を「すごいですね」と認めてくださり、新たながんの治療法として遺伝子治療に関心を示してくださっています。そういう医師に巡り会えたのも、ラッキーでした。

みんながみんな、セカンドオピニオンを受けるべきだとは言いません。重要なのは、がんと戦っている本人が現在受けている治療法に納得がいくかどうか。それによって、セカンドオピニオンを受けるかどうか判断すればいいのだと思います。

がん情報の取捨選択について

先にも触れたように、巷にはがんに関する情報があふれています。その中には有益なものもあれば、無益どころか害になるものも多く含まれているのが現状です。

また、私のように夫のがんについてＳＮＳで発信すると、さまざまな情報が集まります。もちろん、本当に心配してくださる方からの貴重な情報もありますが、残念ながら、そうではない情報も入ってきます。

そうした中、正しい情報を選び取るにはどうすればいいのか。

私の場合、まずは「きちんとしたエビデンスがあるか否か」で判断するようにしています。インターネットでヒットした情報の出どころは正式な研究機関かどうか、がん研究に携わる研究者によるデータなのかどうか。

そして、信頼できる方からの情報は、ありがたくいただきます。ただし、それをどう受け止めるか、判断するのは患者本人である夫や私です。

ただ、そうやって自分で慎重に選んだ情報でも、実際にやってみないと本当に効果があるかどうか、わかりません。効果が出るまでに時間がかかる場合もあります。

がんをやっつけるために、藁にもすがる思いの患者としては、あれこれ試してみたくなるのですが……。私の経験から言えるのは、「いろいろなことに手を出すと、がんが強くなっていく」ということです。実際、私の知人でも、治療法なり健康法なりあれこれ試したものの亡くなってしまったという人が、少なくないのです。

そのことを廣田先生にお話ししたところ、「そのとおりです。あれこれ試すうちにがんに抵抗力がついて、どんどん強くなっていきます」とおっしゃいました。

そこで私は、「遺伝子治療」と「食事」の2つに絞り、夫のがんと戦うことにしたのです。遺伝子治療は先生方にお任せするしかなく、私ができるのは食事だけ。それだけに専念すればいいので、精神的にも体力的にも無理がありません。結果的に、夫のがんも抑えられているので、「あれこれ手を出さずにいてよかった」と実感しています。

がん患者を支えるために大切なこと

がんに限らず、多くの病気に関して同じことが言えると思うのですが、病人のサポートをする人が一番に考えないといけないのは、本人にストレスを与えないようにすることではないでしょうか。

実は、病人をサポートしている側もストレスがたまります。病人のためによかれと思ってやっていることも本人にとっては辛かったりして、そこで衝突することも少なくないからです。

夫は、もともとこだわりが強いところがあったのですが、手術後は感覚が変わったようで、さらにこだわりが強くなりました。一緒にいると「なんでそんなこと気にするの？」と腹が立ってケンカしそうになったりもしますが、でも、「腹が立つのも、この人が今生きていてくれるおかげ」と思えば、イライラも収まります。

一番ストレスを抱えているのは、本人。再発しないだろうかと不安でしょうし、治療も決して楽ではありません。食事にしても、私は何とかして美味しいもの、夫の好きなものをと工夫して作っていますが、それでも本人にしてみれば我慢していることが少なくないでしょう。

ですから、それ以上のストレスをがん患者に与えないこと。それが、患者を支える人の心構えとして最も大切なのだと思います（自戒を込めて）。

かといって、患者を支える人がストレスを抱えたままの状態でいるのも、よくありません。たまには弱音を吐きたくなりますし、愚痴の一つも言いたくなります。それを、患者本人になるべくぶつけないよう、他に聞いてくれる人の存在があれば助かります。

その意味で、私にとって「やっさんを絶対に助けよう！プロジェクトチーム」の存在は大きな支えになっています。

がんと戦っている人の中には「病気のことを誰にも知られたくない」という人もいるでしょう。でも、支えている人ひとりが病人の体と心のケア、家事、育児……などなどすべてを抱え込んでいたら、ダウンしてしまうと思うのです。

病人を支えるためにも、サポートする人本人が心も体も健康であることが大事。そのためには、家族以外の信頼できる人たちにも助けを求めてみてもいいのでは、と私は思います。

＊　＊

いろいろお伝えしましたが、失念していたことがあります。がんは熱に弱く42℃ていどで死滅するということ、また体を冷やす食べ物は避け、お風呂にゆっくり入って体を温め、ストレスをためないよう心がけましょう。

PART 4

専門家に聞く「がんの最新情報」

◆専門家
遠藤陽一（医師）
田中 聡（医師）
廣田 毅（米国アールテンバイオテクノロジー研究員）

Q 現在、日本におけるがん治療には、どのようなものがあるのですか？

A 標準治療は「三大療法（手術療法・放射線療法・化学療法）」です。

標準治療とは、科学的根拠に基づいた観点で、現在利用できる最良の治療であることが示され、多くの患者に行われることが推奨される治療のことをいいます。

現在、日本の標準治療は、手術療法・放射線療法・化学療法（抗がん剤治療）のいわゆる「三大療法」となっています。

【手術療法】

がんの部分を切り取ってしまう方法で、最も一般的な治療方法のこと。早期で、原発巣《げんぱっそう》（最初にがんが発生した病変）だけであれば、最も効果的です。

しかし、がん細胞は周辺のリンパ節に残っている可能性もあるため、周囲のリンパ節の一部も切り取る場合があります。さらに、転移巣（原発巣から移動し、新たな場所で増殖）がある場合は、急速に転移巣を肥大させてしまう可能性もあります。

■三大療法

がん細胞やその周辺組織を切り取る治療法です。「外科手術」と「内視鏡を使った手術」があります。

手術

X線などの放射線でがん細胞を破壊する治療法です。

放射線治療

薬物療法
（抗がん剤治療）

がん細胞を破壊したり、増殖を抑制する「化学療法」の他、がん細胞が持つ特徴を分子レベルでとらえ、それを標的とした「分子標的薬」や「ホルモン剤」などがあります。

したがって、手術療法では、術後の再発を予防するため、化学療法や放射線治療が加えられるのが一般的です。

手術は第1選択肢ではあるのですが、がん治療の難しさは再発転移です。微小ながん、画像で確認できないがん細胞、たとえば血中を循環する腫瘍細胞などによって起こる再発転移が怖い。したがって、微小ながん対策として、放射線や術後化学療法が施されることがほとんどです。

再発のタイプとしては以下のものがあります。

◆領域再発

原発巣と同じ組織や近くのリンパ節で再発すること、再発部位やリンパ節を追加切除することで完治の可能性があります。

◆遠隔（全身）転移

原発病巣から離れている組織で再発することで、遠隔転移といい、再手術の適応にならず、化学療法などの全身治療でがんを抑えることになります。

一般的には手術後5年経過で再発がなければ、そこでがんが「完治した」と言えますが、がんの増殖が遅い乳がんなど、一部のがんは5年以降も再発する可能性があります。

【放射線療法】

手術をせず、放射線を照射するだけなので、患者さんの負担が少ない治療法です。しかし、放射線が通過する際、健康な細胞も破壊されてしまうため、免疫機能が破壊されて免疫力の低下を招きます。最近は、治療機器や技術の進歩によって、放射線をピンポイントで照射し、周囲の正常な組織へのダメージを小さくできるようになりました。骨がんには非常に有効な治療法です。

■ 放射線の種類

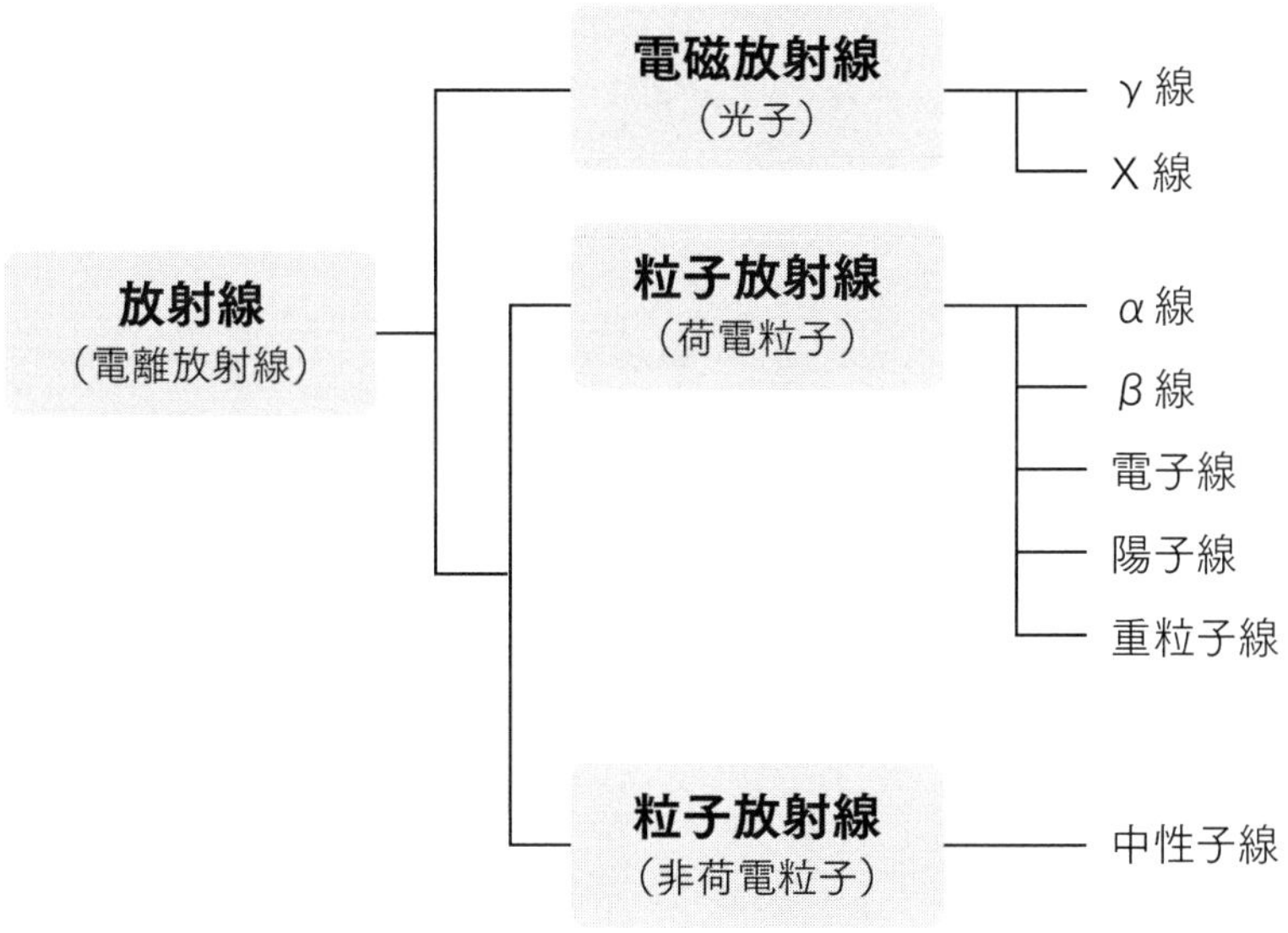

【化学療法（抗がん剤治療）】

薬でがん細胞を退治する方法で、手術療法や放射線療法と併用して、再発や、がんが転移している場合に使用されます。血液のがんや悪性リンパ腫にはかなりの効果を上げていますが、副作用が強く、患者さんに多大な苦痛をもたらします。

この療法も、健康な細胞まで殺してしまうため、免疫力の低下を招きます。

また、抗がん剤治療を続けることによって、体内に抗体ができると、まったく効かなくなってしまいます。

Q がんの生存率は、どのくらいですか？

A がんの部位や進行度合いによって異なります。

生存率は、がんの部位や進行度合いによって大きな開きがあります。

胃がんや大腸がんなどは、早期に発見できれば５年後生存率は約90％と高いのですが、他の臓器に転移のある４期（ステージ４）になると、10％未満まで下がります。これは、早期発見の大切さを意味しています。

10年後生存率を見ると、がんの中で生存率がもっとも高いのは、前立腺がんの97・8％。最も低いのは、すい臓がんで５・３％です。

５年と10年での生存率の経過を見ると、乳がん（５年生存率93・７％→10年生存率85・9％）、肝臓がん（５年生存率37・０％→10年生存率15・６％）など低下の幅が大きいことから、５年以降も定期的な診療が重要だとわかります。

■各がんの生存率

	5年後生存率	10年後生存率	stage1	stage2	stage3	stage4
胃がん	74.9	65.3	90.7	54.9	35.5	4.4
大腸がん	76.8	67.8	92.9	81	73.5	12.7
乳がん	93.7	85.9	97.6	87.4	61.9	18.3
肺がん	45.2	30.9	64.8	28.4	12	1.7
肝臓がん	37	15.6	27.3	17.5	6.7	2.4
すい臓がん	9.9	5.3	31.7	8.5	3.0	0.8
胆のう・胆道がん	28.6	18.0	45	18.5	11.8	2.1
食道がん	46	30.9	68.3	33.7	21.3	7.1

国立がん研究センター、2020年3月17日発表

Q がんの「先進医療」とは、どういうものですか？

A 「先進医療」とは、法律に基づいて定められた将来の〝保険医療候補技術〟です。

特定の大学病院などで研究・開発された難病などの新しい治療や手術などは、ある程度実績を積んで確立されると、厚生労働省に「先進医療」として認められます。先進医療は、健康保険法に基づいた高度な医療技術であり、保健医療の対象にするべきかどうかを評価する段階にある治療・手術などのことをいいます。

2023年10月1日現在、厚生労働大臣が定めている「先進医療」は81種類。それらが、保険医療に移行する可能性が高い「先進医療A」と、Aよりも科学的証拠が乏しいとされる「先端医療B」とに分類されています。

がん治療に関するものでいえば、放射線治療の「陽子線治療」や「重粒子線治療」や、「内視鏡手術支援ロボット（ダ・ヴィンチ）」による患部の切除手術などが先進医療にあたります（ともに「先進医療A」）。

2023年10月1日現在、先進医療を受けられる医療機関は、先進医療Aでは28種類の先進医療技術を延べ1877の医療機関で、先進医療Bでは53種類の先進医療技術を延べ437の医療機関で実施しています。

最大のデメリットは高額な治療費

先進医療は治療効果に関する科学的証拠がまだ少なく、がん治療においても、陽子線治療や重粒子線治療※のメリットは多いとしながらも、現段階ではまだ〝不確実な医療〟のため、公的医療保険の対象外となっています。

したがって、治療費そのものは全額自己負担となりますが、費用が高額になりやすいという難点があります。たとえば、重粒子線治療の場合、1件あたり314万9172円とかなりの額になります。

そこで、医療給付金（特約）という制度が設けられ、救済的な先進医療保障のある保険などによって必要な経済的備えを確実にしていくという考え方で、民間の保険会社と連動しています。

また、将来的に保険の対象になる可能性があるため、保険診療と併用した「混合診療」を受けることもできます。その場合、治療費を支払った際の領収書を取っておき、確定申告をすれば医療費控除が受けられますが、それでも自己負担分のことを考えると、治療を

※陽子線治療および重粒子線治療の一部は公的医療保険の対象

受けることをためらってしまう金額であり、そこが今後解決すべき課題です。

「先進医療」と「先端医療」の違い

先進医療は別に、「先端医療」と呼ばれるものもあります。先端医療というと、ゲノム医療個別化治療の時代に結びつくような傾向にあります。

がん細胞は、正常な細胞の遺伝子が変異することによって発生します。がん治療におけるゲノム医療とは、患者さん本人のがん細胞の遺伝子を調べることにより、その患者さんに適した治療法を選択する医療のことです。

患者さんのがん組織を用いて「パネル検査」という数百の遺伝子を同時に検査し、特定の遺伝子に変化が見つかったらその変化に対して効果が期待できる薬剤がある場合はその薬の使用を検討します。

ただ、このパネル検査で、検査結果から患者さんに適した治療薬が存在し、実際に治療につながる割合は10％程度であると考えられています。手術検体の保存状態によっては結果が得られない場合があります。また、多くの遺伝子を同時に検討するため、たまたま遺伝的にがんになりやすい体質（家族性腫瘍）であることが判明することもあります。

たとえば、乳がんに見られるＢＲＣＡ１遺伝子／ＢＲＣＡ２遺伝子が欠損しているタイプは、乳がん、卵巣がんがハイリスクで、これを遺伝性乳癌卵巣癌症候群といいます。また、前立腺がんや膵臓がんの頻度が上昇することがわかってきました。

日本では2019年6月より、がん遺伝子パネル検査が健康保険の適用対象となっています。

なお、乳がん遺伝子検査（BRCA1遺伝子／BRCA2遺伝子）は、2023年9月から公的医療保険の対象になり、検査費は3割負担で13万500円となっています。田中聡先生のクリニック、および遠藤先生のクリニックに来られた乳がんの患者さんには、早速この検査を受けていただいたとのこと。こうした検査を保険適用にできるのは指定された病院に限られていますが、この検査でBRCA1遺伝子／BRCA2遺伝子に病的バリアント（がん発症の原因となるもの）を持つ場合、分子標的薬であるオラパリブが有効な治療薬として承認されています。

このように、患者さん本人が自分に最適な医療を納得して選び、安心して受けられるようにしたいという願いが、「先端医療」という言葉には込められているように思います。制度としての「先進医療」とは異なり、次世代の治療法に結実させる方法、未来の医療、研究段階などを「先端医療」と表現しているものと考えられますね。

治験について

先端医療というと、大学病院で新薬を開発する治療と連動して表現されているケースも見られます。

国立がん研究センターのホームページに記載されている「先端医療科」の項には、「日本の抗がん剤開発の出発点となる早期治療・薬剤開発を行っています。ドラッグラグ（海外で使われている薬が、日本で承認されて使えるようになるまでの時間の差）を克服し、日本のがん患者さんに有効な新薬をいち早く届けること、日本から生み出された新薬を世界に先駆けて開発、世の中に送り出すことを目指しています」と書かれています。

薬が多くの患者さんの治療に使われるようになるためには、「薬の候補（治験薬）」となる物質を選び出し、動物やヒトで作用や効果、安全性、治療法（適正な投与量や投与方法）などを確認する目的で行われる臨床試験、「治験」が必要です。製薬会社は、治験の結果をもって厚生労働省に申請し、そこで薬として承認されて初めて、多くの患者さんに安心して使用されるようになります。

しかし、治験は非常に長い道のりで、承認されるまでに約3～7年を要します。そして、それが「新しい薬」として発売されるまでにはさらに時間がかかり、1つの薬ができるまでに約9〜17年かかるといわれています。ちなみに、治験約1万1299個のうち「新しい薬」として発売されるのは、1割程度しかありません。

以上のように、「先端医療」はどちらかというと、研究段階の技術開発を表現するものと考えたいですが、治験の新薬承認のプロセスの中に組み込まれた先端医療棟や先端医療センターは、ある程度実績を積んだものとして、厚生労働省が認めた「先進医療」という表現、言葉の定義として区別し、認識するべきではないでしょうか。

Q 免疫治療とは、どのような治療法なのですか？

A 「第4のがん治療」といわれるのが免疫細胞療法です。

がんの標準治療において、とくに化学療法と放射線療法については副作用が強く、患者さんのＱＯＬが著しく低下し、その上、延命効果もなかなか得にくいというのが現状です。

副作用がなく、普通に日常生活を送ることができ、なおかつ延命効果がある体に優しい治療法が模索されている中、「第４の治療法」として注目されてきたのが「免疫細胞療法」です。

免疫細胞療法とは、体にもともと存在している自己免疫細胞を培養・活性化し、点滴などによって再び体内に戻す治療法です。副作用が少なく体に優しい治療法として注目を集め、大学病院など先進医療として実施しているところも出てきました。現在、全国に十数種類の免疫細胞療法があり、それぞれ主に培養する免疫細胞が異なります。

■免疫細胞の種類

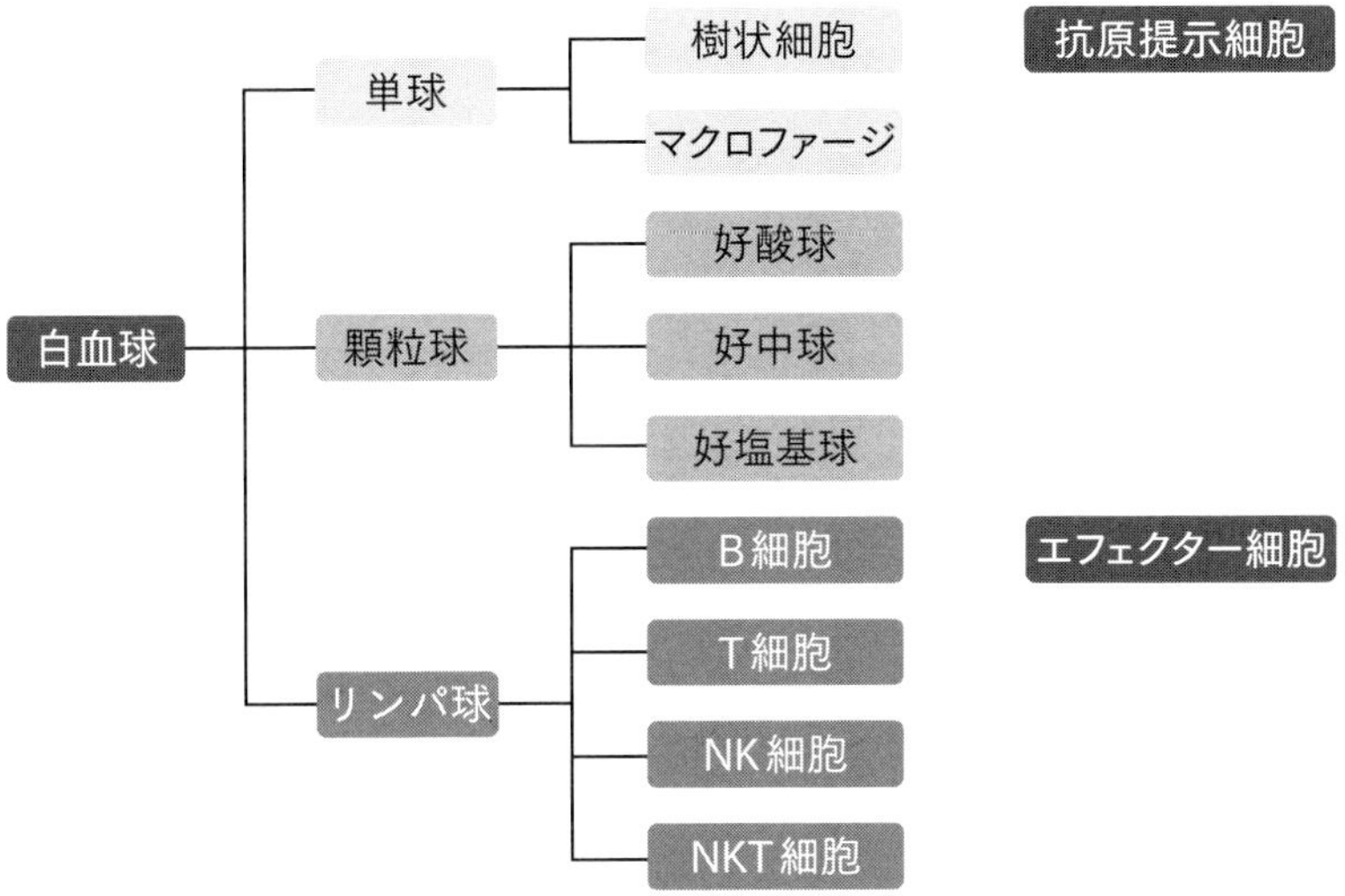
白血球
単球
樹状細胞
マクロファージ
抗原提示細胞
顆粒球
好酸球
好中球
好塩基球
リンパ球
B細胞
T細胞
NK細胞
NKT細胞
エフェクター細胞

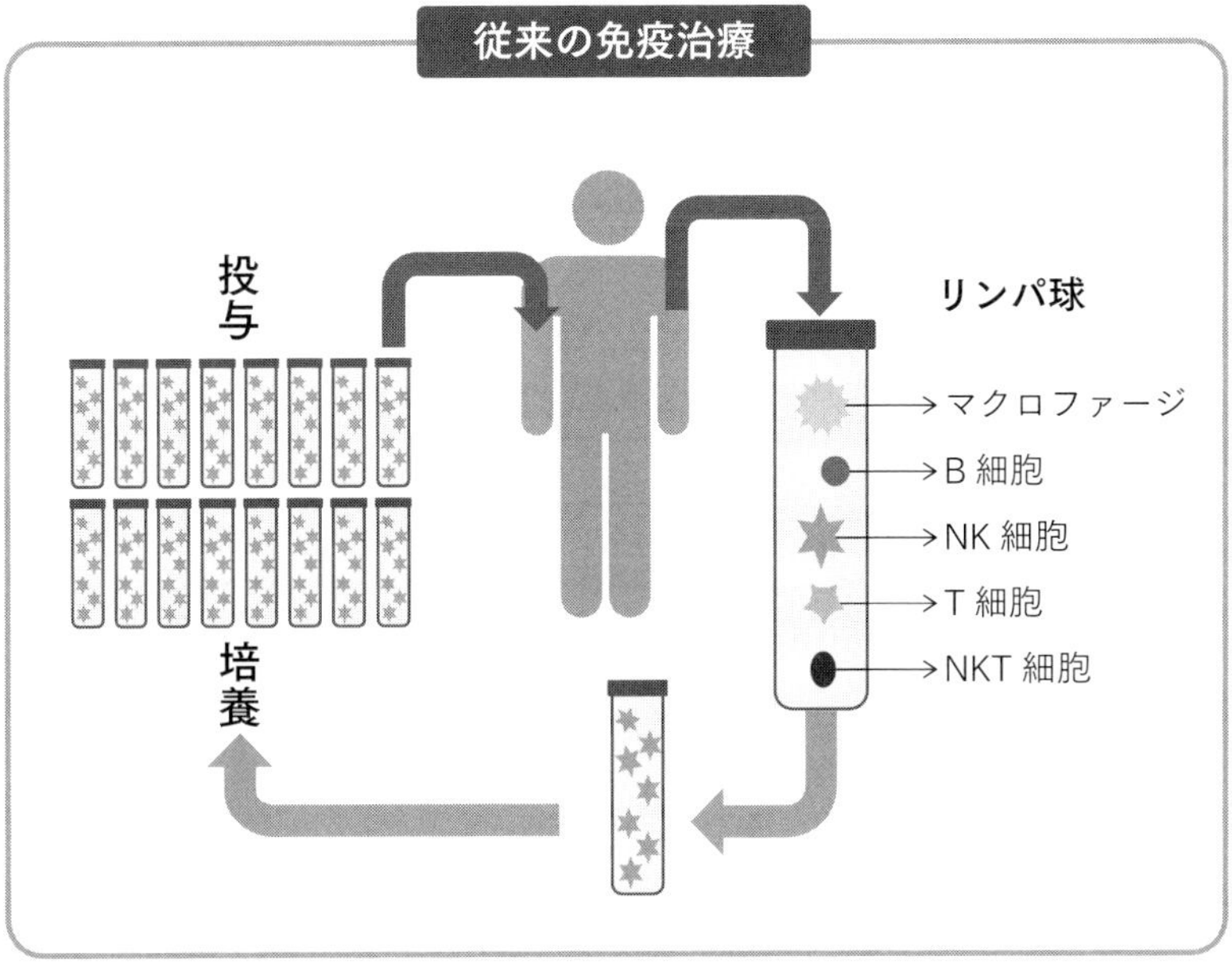
従来の免疫治療
投与
培養
リンパ球
マクロファージ
B 細胞
NK 細胞
T 細胞
NKT 細胞

主な免疫細胞

【T細胞】

ウイルスなどに感染した異常な細胞を見つけて排除する免疫細胞である「T細胞」には、「ヘルパーT細胞」「キラーT細胞」「制御性T細胞（レギュラトリーT細胞）」の3種類があり、それぞれ司令塔、殺し屋、ストッパー&クローザーの役割があります。

【NK（ナチュラルキラー）細胞】

つねに体の中をパトロールしていて、ウイルスに感染した細胞などを発見すると、攻撃をしかけます。T細胞とは異なり、他からの指示を必要とせず単独で外敵や異物を攻撃できるため、「生まれつき（natural）の殺し屋（killer）」という名前がつけられています。

【樹状細胞】

外気に触れる鼻腔、肺、胃、腸管、皮膚などに存在している細胞です。名前のとおり、樹の枝のような突起（樹状突起）を周囲に伸ばす形態が特徴です。

樹状細胞は、異物を自分の中に取り込み、その異物の特徴（抗原）を他の免疫細胞に伝

■ 樹状細胞の免疫細胞としての働き

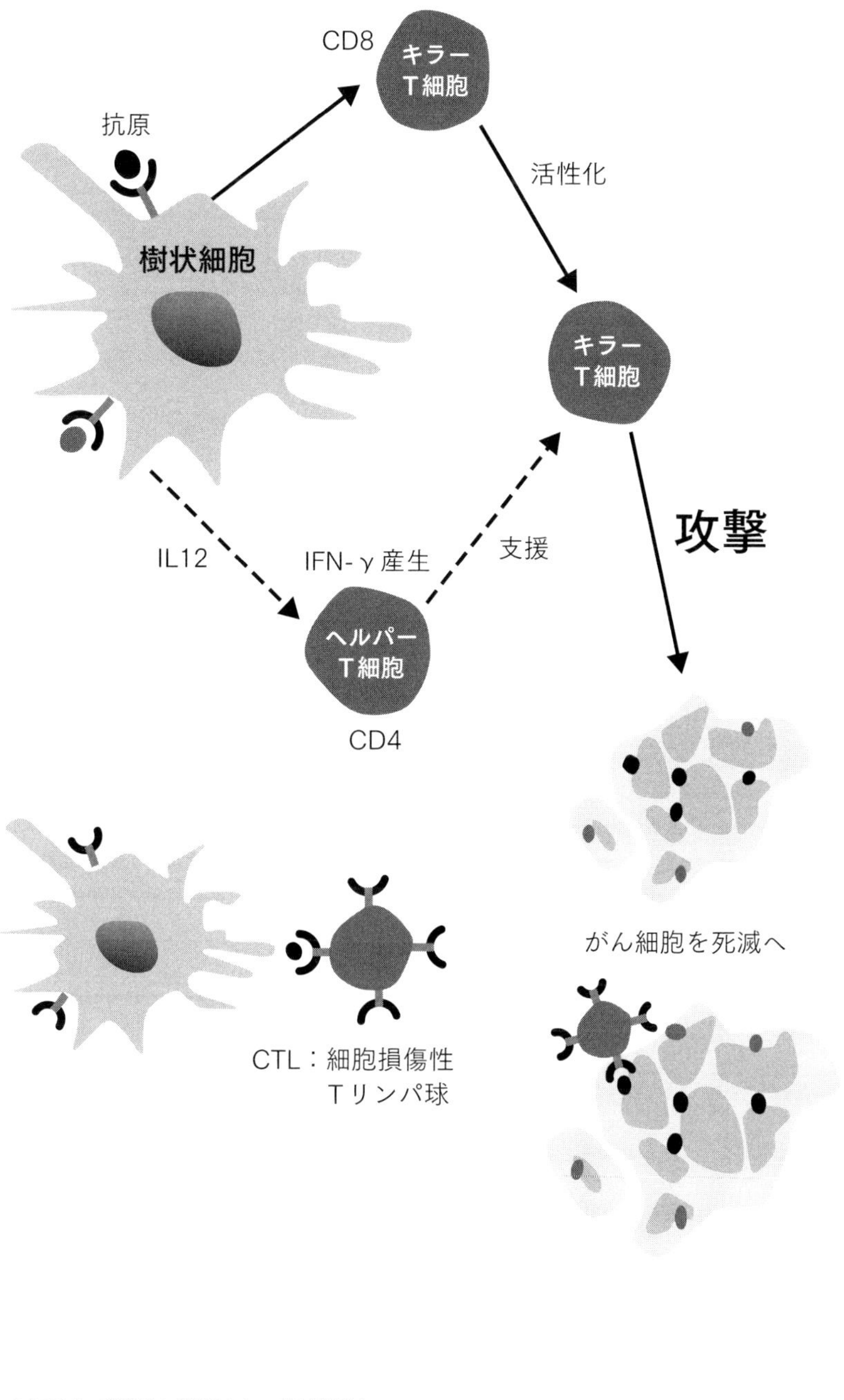

える働きをします。実際には、抗原を取り込んだ樹状細胞は、リンパ節などのリンパ器官へ移動し、T細胞やB細胞などに抗原情報を伝えることで、それらの免疫細胞を活性化。活性化されたT細胞やB細胞が、異物を攻撃します。

【B細胞】

B細胞は、抗体を産生する免疫細胞です。血液の元となる細胞（造血幹細胞）から作られ、樹状細胞の指令を受けると、外敵や異物だけを攻撃する抗体を作り、外敵や異物の排除を手助けします。また、B細胞は細胞ごとに作る抗体の種類が決まっていて、B細胞が作り出せる抗体に見合った外敵が出現した場合にのみ活性化し、抗体を作ります。

【マクロファージ】

マクロファージは、アメーバ状の細胞です。体の中に侵入してきた異物を発見すると、それを自分の中に取り込んで消化（貪食《どんしょく》処理）します。また、一部のマクロファージは異物の特徴（抗原）を細胞の表面に出すことで、外敵の存在を他の免疫細胞に伝えます。さらに、他の免疫細胞と共同で、TNF-α、インターロイキン、インターフェロンなど免疫細胞を活性化させる「サイトカイン」という物質の産生にも関与します。

Q 免疫治療にも問題点があると聞きましたが……

A がん細胞がさまざまな抵抗力を獲得し、増殖してしまうのです。

私たちの体にもともと存在しているさまざまな免疫細胞を取り出して培養し、互いに活性化させ、数を増やして再び体に戻すことによって免疫機構を再構築し、免疫力を高めてがん細胞への攻撃力を強化する……ということで、「第4のがん治療」と大きく期待された免疫治療法。ところが、それでもがん細胞が増殖、がんが発生してしまうことが明らかになりました。

【がん微小環境】

がんは、英語で「cancer」といいますが、この語源はギリシャ語で蟹を意味します。蟹が足を伸ばしていくようにがんが広がっていくことと、がんが周囲に線維を作って固くなると同時に引き攣ったような構造をとるため、蟹のように見えたのでしょう。

増殖力が強いがん細胞ですが、切除し、ほぐして培養してもほとんど増えません。

実は、がん細胞は、正常な細胞を手なずけて周囲に配置させ、免疫や制がん剤から自分を守らせたり、転移の手助けをさせたりしています。このような構造を一括して「がん微小環境（ＴＭＥ）」と呼びます。

がんは、慢性的な炎症がある部位から発生することがあるのですが、がん微小環境は逆に、治らない慢性的な炎症とも考えられています。

ところが近年、この悪者扱いされてきたがん微小環境には、がんを正常化させようとしている機能もあることがわかってきました。いずれにしても、さまざまな細胞からなるがん微小環境を上手にコントロールすることが、がん治療に重要だと考えられています。

がん微小環境を作っている細胞や分子には、次のようなものがあります。

①腫瘍関連マクロファージ（TAM）

マクロファージは侵入した病原微生物や異常細胞を貪食して退治していますが、がん微小環境に存在するマクロファージは、その環境で性質が変わり、がんへの栄養血管を誘導したり、がんの浸潤（周りに広がっていくこと）を助けるための組織破壊酵素を分泌したりします。

②がん関連線維芽細胞（ＣＡＦ）

ＴＡＭと並んで、がんの中で目立つ細胞群です。線維芽細胞そのものは、さまざまな組織の足場となるコラーゲン線維などの細胞外マトリックス（ＥＣＭ）を作る重要な細胞で、とくに傷口などを塞ぐ場面で活躍します。

がん微小環境で増えている線維芽細胞は、とくにがん関連線維芽細胞（ＣＡＦ）と呼ばれ、正常上皮細胞のがん化を助けたり、がん細胞が移動し遠隔転移ができるように間質細胞の性質を持たせたりします。ＣＡＦは、がん細胞や血管内皮細胞が変化する場合や、骨髄に存在する免疫抑制機能を持つ間葉系幹細胞が血流に乗って定着し、がん微小環境で活性化する場合があるとされています。

③骨髄由来免疫抑制細胞（ＭＤＳＣ）

がん細胞が分泌するサイトカインが、骨髄からがん微小環境に動員してくる細胞に「骨髄由来免疫抑制細胞」（ＭＤＳＣ）があります。白血球の主成分である好中球と単球・マクロファージが持つ細胞表面の目印を有していますが、がん微小環境にいる骨髄由来免疫抑制細胞は、その名のとおり強力な免疫抑制機能を持っていて、先述した制御性Ｔ細胞と同様に、がん免疫反応から腫瘍を守っています。がん免疫に重要な樹状細胞を抑えたり、マクロファージが働きにくくしてしまうのです。

④その他の免疫細胞

制御性T細胞や腫瘍関連マクロファージ、骨髄由来免疫制御細胞の他に、がん微小環境ではCD8陽性キラーT細胞、CD4陽性ヘルパーT細胞、NK細胞、B細胞、形質細胞など、さまざまな細胞が浸潤しています。本来、これらの多くはがん細胞を攻撃しようと集まっているのですが、がん微小環境の免疫抑制的環境のため機能不全に陥っていると考えられています。

⑤腫瘍血管

腫瘍に栄養を送る血管は不完全で、硬いがんによる圧迫で容易に潰れてしまい、がん微小環境は概ね酸欠状態になっています。これに対抗するがん細胞の変化によって、がんを攻撃する免疫細胞が疲弊したり、死んでしまったりします。

ただ、血管内皮が不完全なため、細胞の隙間から大きな分子が漏れやすくなっており、これを利用してがん細胞に狙い撃ちで薬を届けることが可能となる場合があります。

Q がんの治療法として、今、注目されているのは？

A がん遺伝子治療（遺伝子治療RNA療法）です。

「第4の治療法」として大きな期待を寄せられた免疫治療でも、がん細胞の増殖を防ぎきることはできません。がん細胞は、私たちが思っている以上に賢く、無限に増殖していくのです。

そんな手強いがん細胞に何とか打ち克てないものか、世界中の研究者が次なるがん治療法を模索する中、注目を集めているのが遺伝子治療RNA療法です。遺伝子治療RNA療法とは、がん細胞の中に特徴的に発現しているRNAを干渉（短いRNAによって遺伝子の発現を抑制）する治療と、本来働くべきがん抑制遺伝子が作るタンパク質を作り出すRNAを投与する治療です。

RNAとは、リボ核酸ともいわれ、細胞の核や細胞質中に存在し、DNAと共に遺伝やタンパク質合成を支配するものです。その機能によって、メッセンジャーRNA、転移RNA、リボソームRNA、ウイルスRNAに分類されます。このうち、がん治療において用いるのは、メッセンジャーRNA＝mRNAです。

がん研究の第一人者として世界的にその名を知られる、ロバート・A・ワインバーグ氏によれば、がんには次の6つの特徴があるといいます。

①自己増殖

②増殖阻止のシグナルに不感症（感受性の低下）

③アポトーシス（細胞の自殺）機構の回避

④無限の増殖能

⑤血管新生能

⑥組織浸潤及び転移能

遺伝子治療RNA療法では、これら6つの特徴に対してそれぞれアプローチでき、がん遺伝子の発現を抑制します。

現在、遺伝子情報に基づく個別化治療が始まっています。

これまでは、胃がん、大腸がん、肺がん、乳がん……といったがんの種類別に治療や薬が選ばれていましたが、2000年代に入り、がんの原因となっている分子（タンパク質）や、その元となる遺伝子の解明が進んで、これらの分子や遺伝子を標的にしてがんを攻撃する、分子標的薬が使えるようになってきました。

■ がん遺伝子検査（mRNA検査）

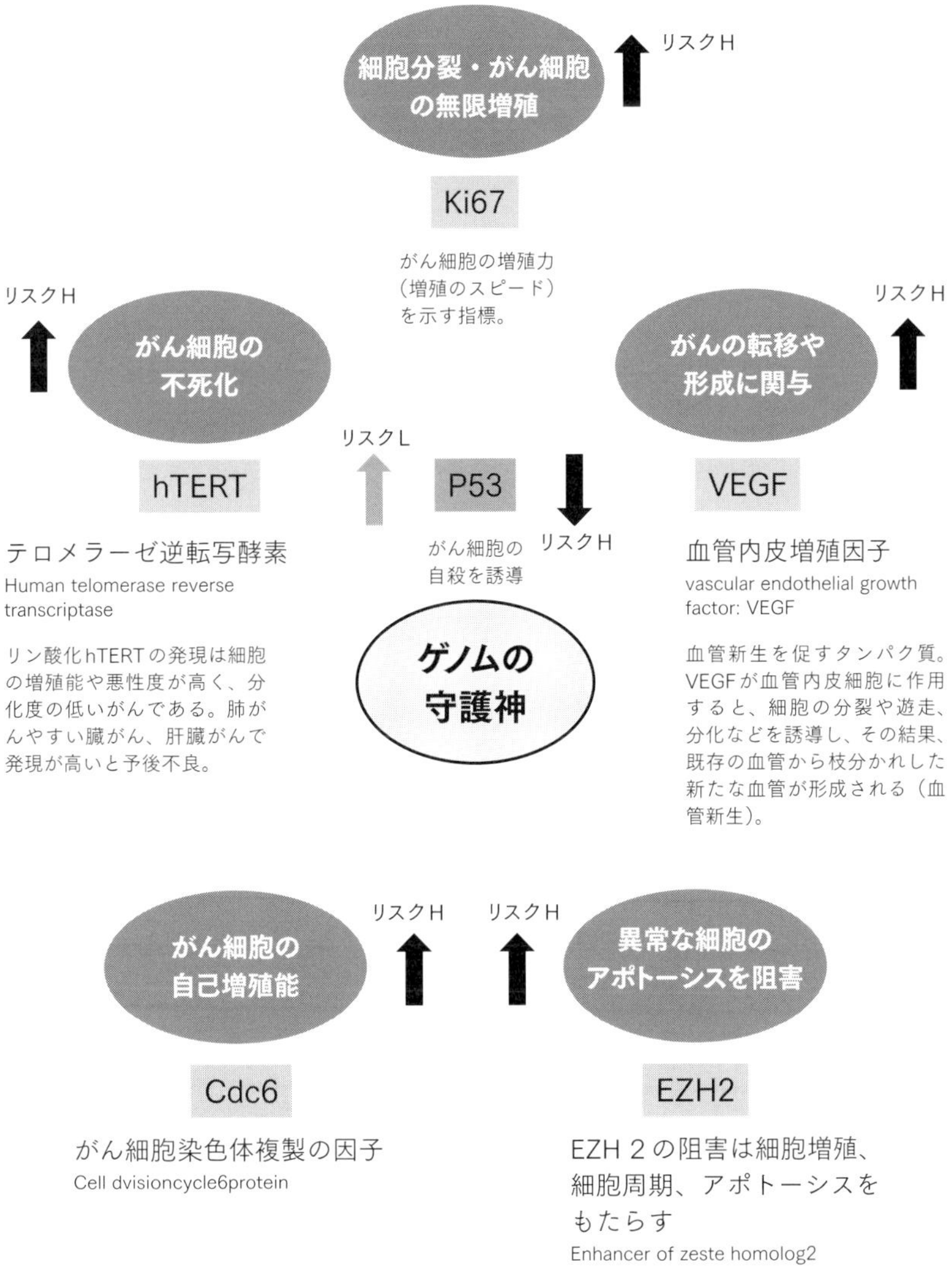
細胞分裂・がん細胞の無限増殖
リスクH
Ki67
がん細胞の増殖力（増殖のスピード）を示す指標。
リスクH
がん細胞の不死化
がんの転移や形成に関与
リスクH
リスクL
hTERT
P53
VEGF
リスクH
テロメラーゼ逆転写酵素
Human telomerase reverse transcriptase
がん細胞の自殺を誘導
血管内皮増殖因子
vascular endothelial growth factor: VEGF
リン酸化hTERTの発現は細胞の増殖能や悪性度が高く、分化度の低いがんである。肺がんやすい臓がん、肝臓がんで発現が高いと予後不良。
ゲノムの守護神
血管新生を促すタンパク質。VEGFが血管内皮細胞に作用すると、細胞の分裂や遊走、分化などを誘導し、その結果、既存の血管から枝分かれした新たな血管が形成される（血管新生）。
リスクH
リスクH
がん細胞の自己増殖能
異常な細胞のアポトーシスを阻害
Cdc6
EZH2
がん細胞染色体複製の因子
Cell dvisioncycle6protein
EZH 2の阻害は細胞増殖、細胞周期、アポトーシスをもたらす
Enhancer of zeste homolog2

このように、がんの種類だけでなく、遺伝子変異などのがんの特徴に合わせて、一人ひとりに適した治療を行うことを「個別化治療」と呼びます。

がんの遺伝子情報に基づく「個別化治療」は、主に、一つまたは少数の遺伝子を調べる「がん遺伝子検査」と、多数の遺伝子を同時に調べる「がん遺伝子パネル検査」にもとづいて行われます。

なお現在、廣田先生と遠藤先生が行っているがん遺伝子検査（mRNA検査）では、細胞分裂の活発な際に発現している「Ki67」、がん細胞の不死化に貢献している「hTERT」、新生血管の増殖因子「VEGF」、ゲノム（DNAのすべての遺伝子情報）の守護神といわれる「p53」、がん細胞の複製因子「Cdc6」、アポトーシス阻害の「EZH2」の6種類のがん関連因子mRNAに腫瘍免疫システムとアンチエイジング・長寿遺伝子のmRNAをPCR検査によって定量的に観察します。

この検査は、がん細胞増殖のブレーキ役とアクセル役の増減を確認することで、使用すべきがんの抑制因子選択の判断材料や治療の評価に使うことができます。

Q 「やっさん」には、具体的にどのような治療が施されているのですか？

A　mRNA検査に加えて血中循環腫瘍細胞を検査し、細胞の核の中の遺伝子的特徴を解析し、やっさんの体の中に潜んでいるがんをやっつけるのに必要なものを点滴投与しています。

やっさんの場合は、mRNA検査だけでなく、血中循環腫瘍細胞を検査し、その細胞の遺伝子的特徴を検査しています。

これは、「ゲノムシークエンサー」というものを使って、腫瘍細胞のゲノムを検査するものです。つまり、細胞の核の中の遺伝子的特徴を解析したのです。

すると、がん細胞を抑制する遺伝子、たとえば染色体17番に存在しているp53という遺伝子に問題が生じていて、この遺伝子情報から作り出される「がんの増殖を抑制するタンパク質」（TP53）がきちんと作られていないことがわかりました。

また、がん細胞が自身のDNAの複製を繰り返し行ってしまうことを手助けするタンパク質（Cdc6）が高度に発現するような遺伝子変異が確認されたり、本来ならば異常な細胞の存在を認識したときに、細胞自体が遺伝子的働きによって自殺（プログラミングされたアポトーシス：細胞にはすべてこの機能が存在している。これは免疫機構とも連動）するタンパク質が作られるのですが、この働きに対して抑制的に働くタンパク質（ＥＺＨ２）が高度に発現していることが判明したのです。

つまり、がんという病気の原因となるタンパク質がたくさん作られている状態であり、がんという病気を抑制させるタンパク質はうまく作られていない状態だったことが判明したのです。

このようにタンパク質の働きが病気の有無に関与していますが、これらのタンパク質の製造レシピーが遺伝子情報として細胞の核内の染色体に収納されているのです。病気の原因を作り出しているタンパク質が作られないようにするために「ＲＮＡ干渉」という技術を使います。「ＲＮＡ干渉」とは、アメリカの生物学者であるアンドリュー・ファイアー教授（現スタンフォード大学教授）とマサチューセッツ大学のクレイグ・メロー教授らが２００６年のノーベル生理学・医学賞を受賞した技術です。

ここでは、やっさんの細胞に対して悪さの原因となる「Ｃｄｃ６」と「ＥＺＨ２」というタンパク質を作り出すときに発現しているｍＲＮＡに対して抑制的に働くマイクロＲＮＡ（標的のｍＲＮＡに対して相補的なＲＮＡ配列）を使用しました。

そして、逆にやっさんのがん細胞の増殖を抑制させるべきタンパク質群では、「TP53」・「PTEN」・「P16」といったタンパク質がうまく作られていないという遺伝子的解析の結果、これらのタンパク質を作りだすRNAを内包した微小包小体を、遠藤先生がやっさんに1時間くらいの時間をかけて点滴で投与しています。

がんのブレーキ役のタンパク質は増やす、がんの原因物質となるタンパク質はRNA干渉で減らす。これが、遠藤先生がやっさんに投与した遺伝子治療の内容です。

手術から1年以上が経過してからは、前述の種類に加えて、免疫細胞を活性化するようなRNAも新たに加えています。進行がんを食い止めるために使う遺伝子群、再発予防時期に使用するべき遺伝子群など、選択すべき遺伝子はmRNA検査やCTCゲノム検査などで判断し、治療計画を策定しています。

点滴治療による副反応としては、悪寒や発熱という現象がありますが、これも投与後6時間以内にはほぼ治まるので、やっさんは日帰りで新幹線通院でした。時には東京で宿泊、治療した日の夜に美味しいものを食べに行ったりしたことも。その回復ぶりに、「この人は、ホントに胃を全摘した人なのだろうか……」と驚いています。

なお、遺伝子治療も他の治療法と同様、メリット・デメリットがあります。

【遺伝子治療のメリット】

（1）化学療法や放射線治療のように正常な細胞に対して悪影響を与えないので、生活の質を落とさずに治療を継続できる。

（2）抗がん剤による薬剤耐性を持ったがん細胞にも適応するので、がんの進行状態・ステージに関係なく治療に適応がある。

（3）化学療法に対して補助的に働く遺伝子や放射線治療の増感作用の働きを持つ遺伝子を選択できるので、標準治療に加えることができる。

【デメリット】

（1）保険適応外の治療法であるがために治療費が高額になりやすい。

（2）標準治療の病院・医師から理解を得られない場合がある。これは「混合診療（保険診療と保険外診療の併用）」の壁です。保険で認められている治療法＋保険で認められていない治療の併用は原則として禁止されているため、遺伝子治療に関しては全体について自由診療として整理するという考え方があります。

Q がんの早期発見、再発防止、マイクロ転移防止のための最善の方法は？

A mRNA検査、CTC（血中循環腫瘍細胞）検査、PET－CT検査を受けることです。

先述のとおり、がんの種類によって5年生存率に大きな違いがあります。さらに、がんのステージが進行すると、その生存率はさらに下がります。標準治療で寛解したと思いきや、マイクロ転移（微小で、他臓器や血液中から見つけることのできないがん細胞の存在）して再発、がんの悪性度がさらに高まってしまう……というのが、がん治療の現状です。

そこで何より重要なのが、早期発見です。がん細胞を早期に見つけることができれば、治療効果は高く、再発・転移を防ぐことができるのです。早期発見のための検査には、すでに述べたmRNA検査の他、CTC（血中循環腫瘍細胞＝リキッドバイオプシー）検査、PET－CT検査などがあります。

【PET-CT検査】

リキッドバイオプシーで、がんのリスクが高いという結果が出たら、早急にPET-CTで画像検査をするのが賢明です。

PET-CT検査とは、がん細胞が正常の細胞に比べて多くのブドウ糖を取り込むという性質を利用して、放射線薬剤FDG（ブドウ糖類似PET検査薬）を体内に投与し、特殊なカメラで撮影をする検査のことです。臓器の形を画像化する検査（X線CT）とPET検査を組み合わせた検査で、これによってがんの部位や形態を特定することができます。

1㎝くらいのがん組織で発見されたときには、すでに100億個のがん細胞が存在しています。これらは、細胞診断では見過ごされがちですが、PET-CT検査によって発見することができ、全身への転移やがんの活性の高い場所を確認し、最も適した治療法を確定することができるのです。

■早期発見のために

がんに関する遺伝子のmRNAを採血で、確認することで、がん細胞が作り出すタンパク質の量的変化を観察します（R-PCRによる解析データを収集）。

↓

PET-CTの評価と組み合わせることで、がんの活動性の評価及びがんの特徴を遺伝子的に把握します。

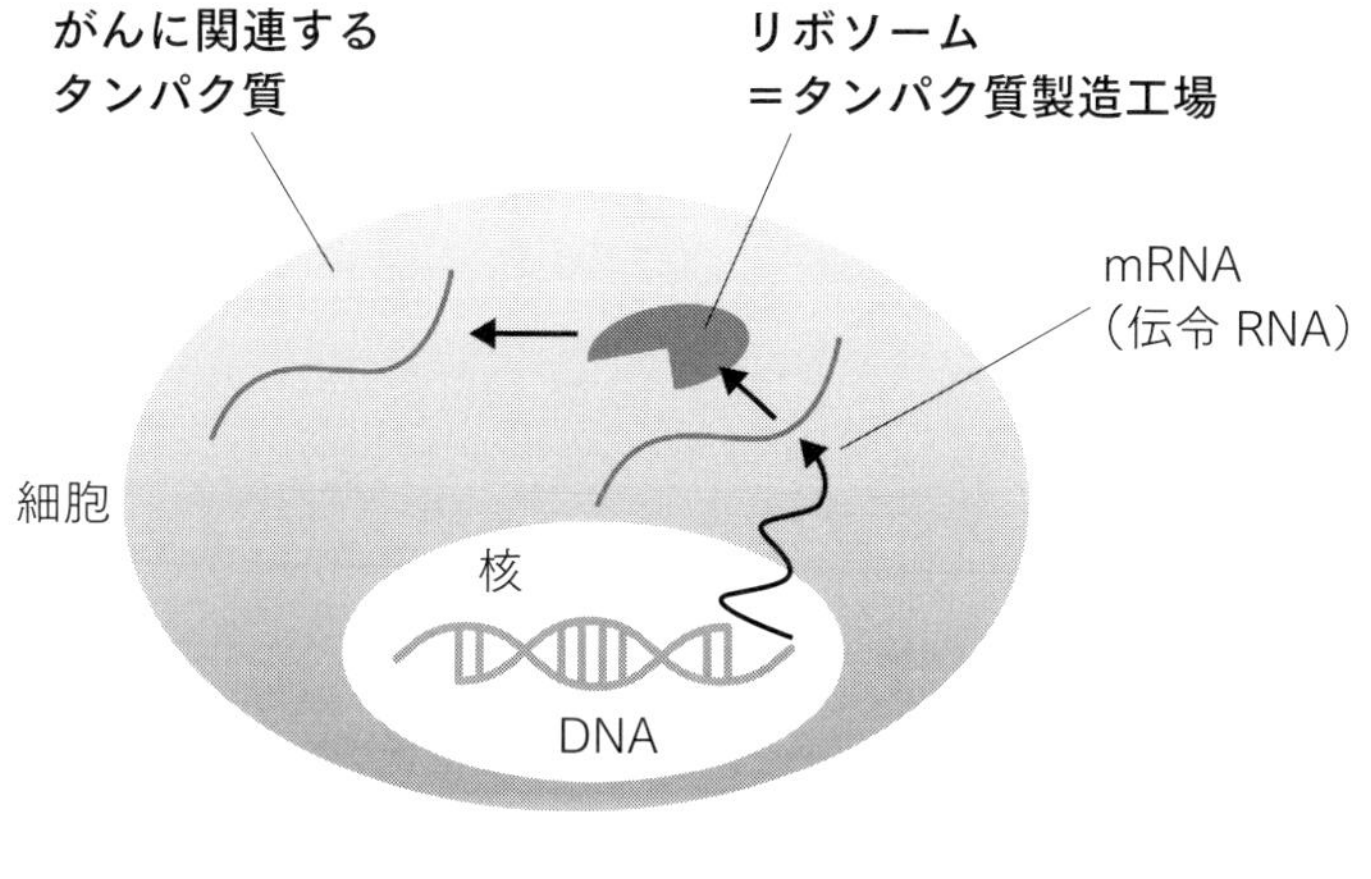

Q 「やっさん」は、どのタイミングでどのような検査を受けたのですか？

A まずは、PET‐CT検査、CTC検査。その後、mRNA検査、血液検査などです。

やっさんが市立病院で手術を受けた後、市立病院から遠藤先生あてに医療情報提供書が提供されました。そこには、胃がんということで緊急入院し、胃を全摘、そして拡大的手術で周辺の臓器からリンパ節までかなり大きく取り除き、肉眼的には極限まで削り取ったことが外科の先生から報告として書かれていました。加えて、かなりの大手術だったものの、「一部取り切れていない」という内容も記されていました。

そこで、まず、東京に来られてからやっさんにはPET‐CT検査とCTC検査を受けてもらいました。

その結果、血中循環腫瘍細胞の数は血中1mlあたり5個以上観察されました。人間の循環血液量は、体重60kgの場合では約4600ccと考えられるため、5×4600＝23000個ぐらいの腫瘍細胞が循環していたと考えられます。

CTCの中にもさまざまな顔つきの細胞がありますので、一概にすべての血中循環腫瘍

■がんのブドウ糖の代謝を利用するPET-CT検査

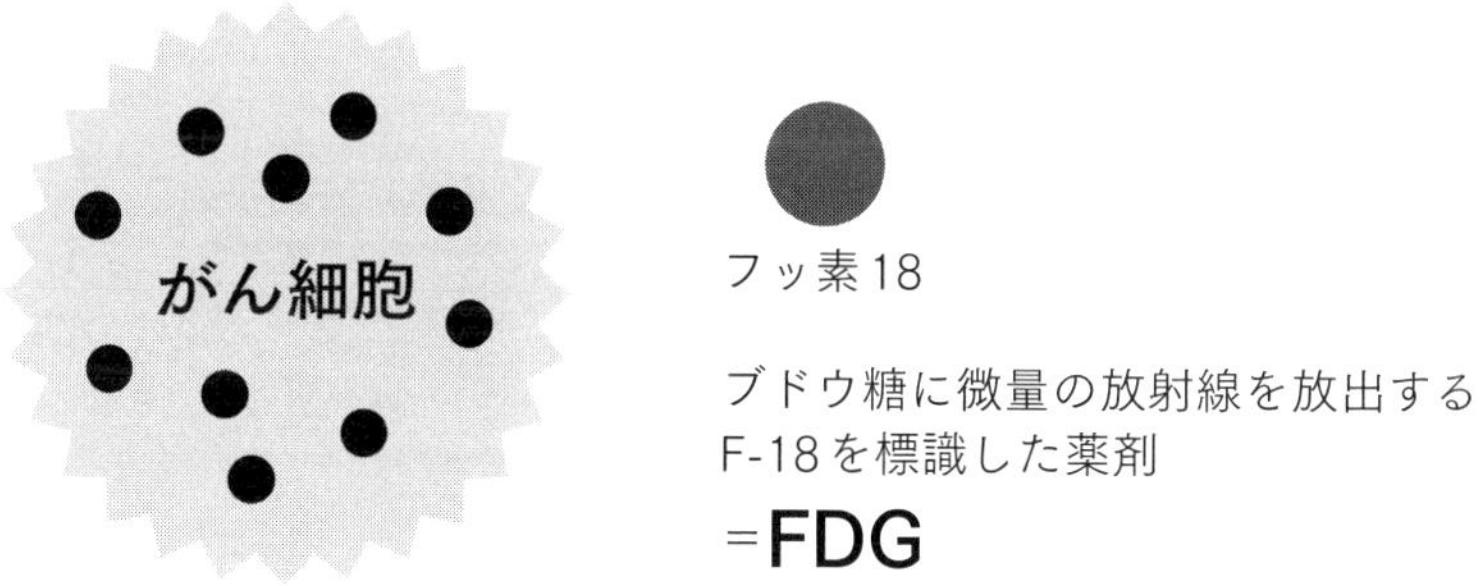

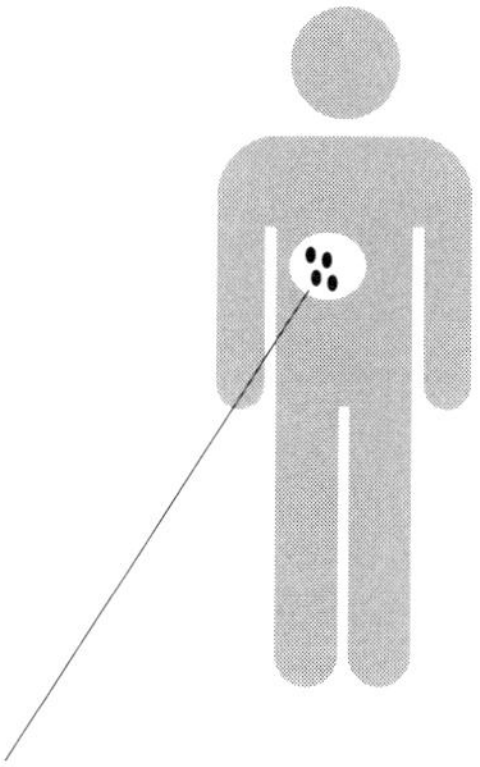

がん細胞には、FDGが正常細胞より、たくさん集まるために、PET-CT検査により、がんの位置や大きさだけでなく、がんの活動の状態を診断することが可能です。

細胞が悪性度の高いものばかりではないのですが、この血中循環腫瘍細胞の特徴を解析すれば、治療に使用すべき抗がん剤や遺伝子群が明確になります。そして、これらの細胞の中には、がんの幹細胞のような性質の細胞や転移の準備段階に入っているような情報も解析結果から推測できますので、これらを放置せず治療の標的としていくならば、遠隔転移を防ぐことが可能となりますので、ここをきちんと捕らえておく必要性があります。

またCTCの数をカウントしておけば、治療してきた結果の評価にも使えます。画像検査では見えてこないマイクロ的癌細胞の情報は、CTC検査から得られます。

CTCの遺伝子解析の結果は、使用するべき遺伝子RNAの選定による治療戦略の構築、及び治療評価としても有効に使えますが、まだまだこの検査法は費用が高額なため頻繁には使いづらいので、治療の経過観察中は、指標とするべき腫瘍マーカーを月に1回採血検査します。

PET－CTは1年に1回、手術後1年以内の間はCT検査は3カ月に1回のインターバルで治療評価します。画像検査に合わせて、CTC検査は2年に1度、mRNA検査は年1回といった形でスクリーニングを二重三重にといった具合に重ねて検査をします。

また、こうした検査に併せて血液検査・生化学的検査の結果を月単位でグラフ化していくと食事療法の成果も読み取れたりします。

PART 5

実践！　みちる流
「がんをやっつける食事」レシピ

がんをやっつける食事・料理の基本

先に、「みちる流「がんをやっつける食事」の考え方」の項で、やっさんのがんを撃退するために私が始めた食事療法について少し触れました。

ここからは、実際に私が作っている料理のレシピをいくつかご紹介しますが、その前に、改めて、みちる流「がんをやっつける食事」の基本方針をまとめました。

◆砂糖は絶対に使わない

私はこの2年、「がんなんかに餌を与えるものか!」、「がんを徹底的にやっつけてやる!」という2つだけを考えながら食事を作ってきました。

がんの餌となるものの代表格は、砂糖。砂糖そのものはもちろん、砂糖が含まれている食材や調味料は絶対に使いません。

生物学者の廣田毅先生によれば、がん細胞は主に糖からエネルギーを得ているとのこと(ワールブルグ効果)。砂糖はまさにがんの餌なのです。ブドウ糖も同様です。

◆甘みづけには、メイプルシロップと本みりんを使用

脳には糖質が必要ですが、砂糖を使わなくてもメイプルシロップや本みりんで糖質を摂ることができます。

前述のとおり、メイプルシロップは、がんの転移を抑制できる可能性が期待されています。お店に行くと「メイプルシロップ」という名前の商品があれこれ並んでいますが、中には砂糖やブドウ糖が添加されたものもあるので要注意。

私が使っているのは、ミトコンドリアを生成するのに必要な、カリウムとマグネシウムが入っている「有機（オーガニック）メイプルシロップ」のみ。

メイプルシロップは料理の甘みづけだけでなく、スイーツにも大活躍。がん患者に「食べる楽しみ」を与えてくれる救世主です。

みりんにも、いろいろな種類がありますが、私が使っているのは原材料が米と米麹とアルコールのみで、ブドウ糖や塩などが添加されていない「本みりん」です。

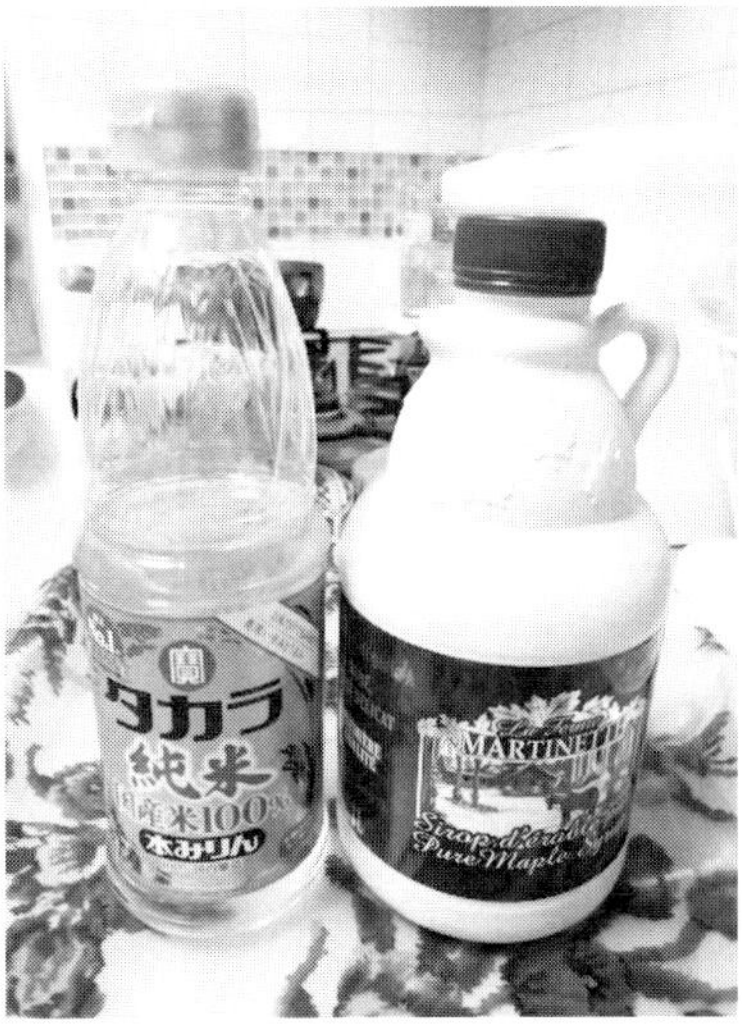

本みりんやメイプルシロップで糖質を摂る

◆塩、醤油も使わない

がん細胞では、糖の代謝によって産生された酸を排出するため、ナトリウム（Na）を必要とするそうです。つまり、塩はがん細胞の生成を後押しするのです。

そのため、私は料理に塩を使いません。食材を水抜きする際など、どうしても塩が必要な場合は、ナトリウムのみの精製塩は使わず、マグネシウムやカリウムなどミネラルをたっぷり含む海水塩を使うようにしています。

「体に塩は必要では？」と聞かれますが、塩そのものを摂らなくても大丈夫。たとえば昆布や鰹、そしてがんが嫌う魚も海の中を泳いでいるのですから当然、塩を含んでいます。

がんを患っている人は、1日の塩分摂取量は6グラム以内とされていますが、スーパーに

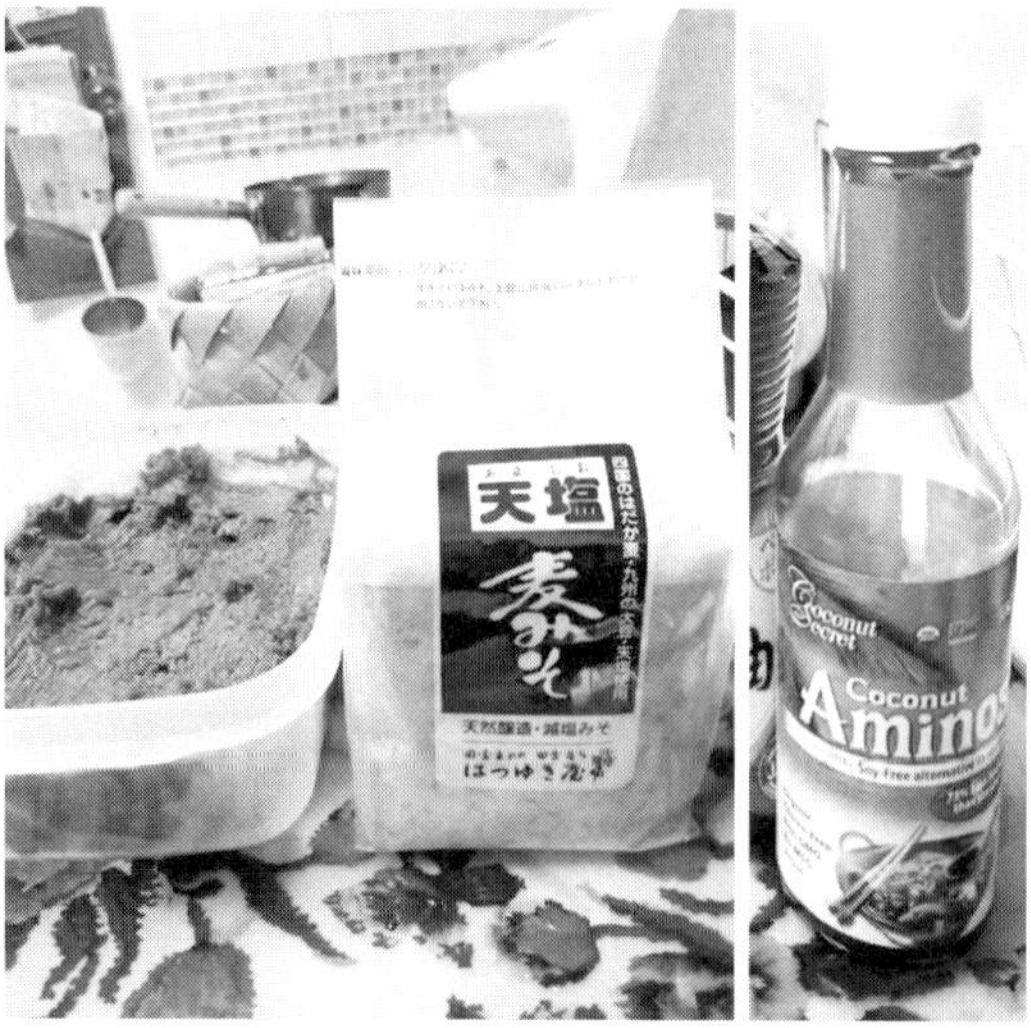

醤油の代わりにココナッツアミノ、味付けに麦味噌

行って確かめればわかるように、ほとんどすべての食品に塩が含まれているので、わざわざ塩を摂る必要はない、というのが私の考え方です。醤油も、たとえ減塩であっても、がんが喜ぶ小麦を原料としているので、私は使いません。

代わりに、ココナッツからできた少し甘めの「ココナッツアミノ」を使っています。ココナッツにはミトコンドリアを生成するマグネシウムやカリウムが豊富で、認知症予防にもよいとされています。なお、ココナッツオイルは、マウスを使った実験で「乳がんの増殖を抑えられた」というデータがあります。

ココナッツアミノの他に、味付けに使っているのは麦味噌です。麦味噌のメリットについては前述したとおり。我が家の定番は、塩分8・4%の減塩麦味噌『はつゆき屋の天塩麦みそ』です。たくさん使うので、5キロ用の「麦みそこうじセット」を買って自分で作るようになりました。

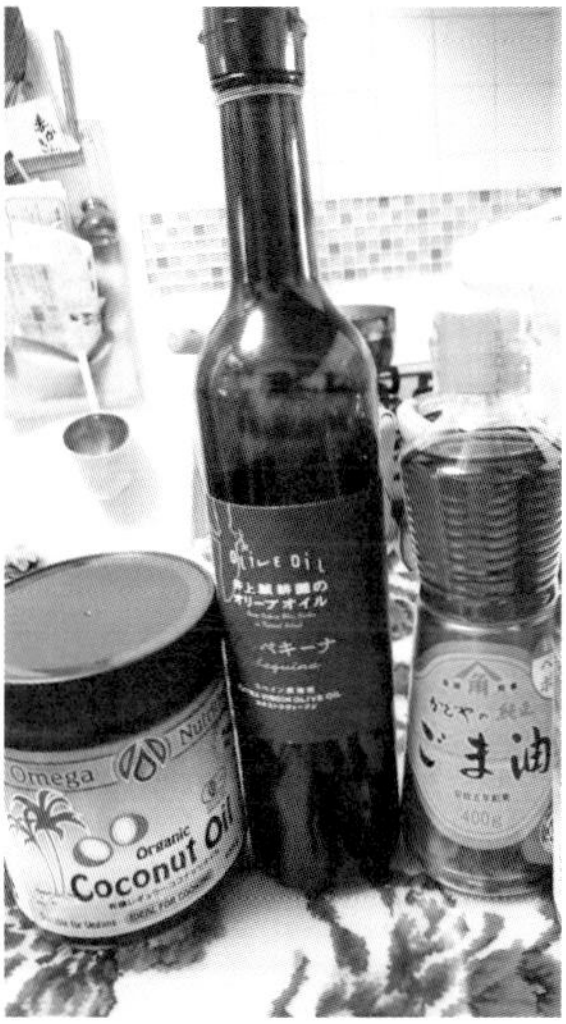

油には気をつけてこだわる

◆油に気をつける

油には気をつけたいところです。オリーブオイルのよさは周知のとおりですが、がんを患っている方にも良いです。オメガ3系とされている、ヘンプシードオイルやアマニ油も使ったことがありますが、値段が高いので続きませんでした。そしてもう一つは有機ココナッツオイルです（前ページ写真左）。これはバターやマーガリンの代わりにパンに塗ったりしています。しかし、摂りすぎには注意が必要です。

また、ごま油にも抗酸化作用があり、がんを予防してくれる効果が期待できるので中華料理には必須。どれも買う際には、原材料に注意したいものです。

◆乳製品、牛肉、豚肉、加工肉は使わない

過剰な乳製品や肉（とくに牛肉、豚肉）の摂取は、ＩＧＦを増やすと言われています。ＩＧＦとは成長ホルモンで、摂りすぎると腫瘍細胞を増殖させる危険が高まるそうです。

そのため、牛乳やヨーグルト、クリーム、バターなどの乳製品は使いません。

また、牛肉、豚肉を使わず、魚介類（とくにサバ、ホタテ、エビを重点的に）と鶏肉中心の食事に変えました。どうしても牛肉、豚肉を食べたいときは、抗酸化作用の高い野菜や調味料を使うようにしています。

なお、ハムやソーセージなどの加工肉には発がん性があることが、世界保健機関（ＷＨＯ）から報告されています。ＷＨＯの研究結果によれば、加工肉を毎日50グラム食べ続け

ると、大腸がんにかかるリスクが18%高まるそうです。

◆電子レンジを使わない

マイクロ波は、以前言われていたほど健康に影響はないとされていますが、100%安心はできません。その上、食材の栄養素を分解する可能性があるので、私は電子レンジは使わないようにしています。その代わり、タジン鍋や炊飯器を使っています。

炊飯器は思っていたより優秀で、かぼちゃや菊芋などは、焦げつかない程度に水を入れてご飯を炊くときと同様にスイッチを入れるだけ。ほっこりでき上がり、そのまま食べても美味しい。かぼちゃはスープやケーキにも活用できます。里芋は、するっと皮が剥けるので包丁いらずです。

◆抗酸化力の高い食材を積極的に摂る

アントシアニンやカリウムを含む抗酸化

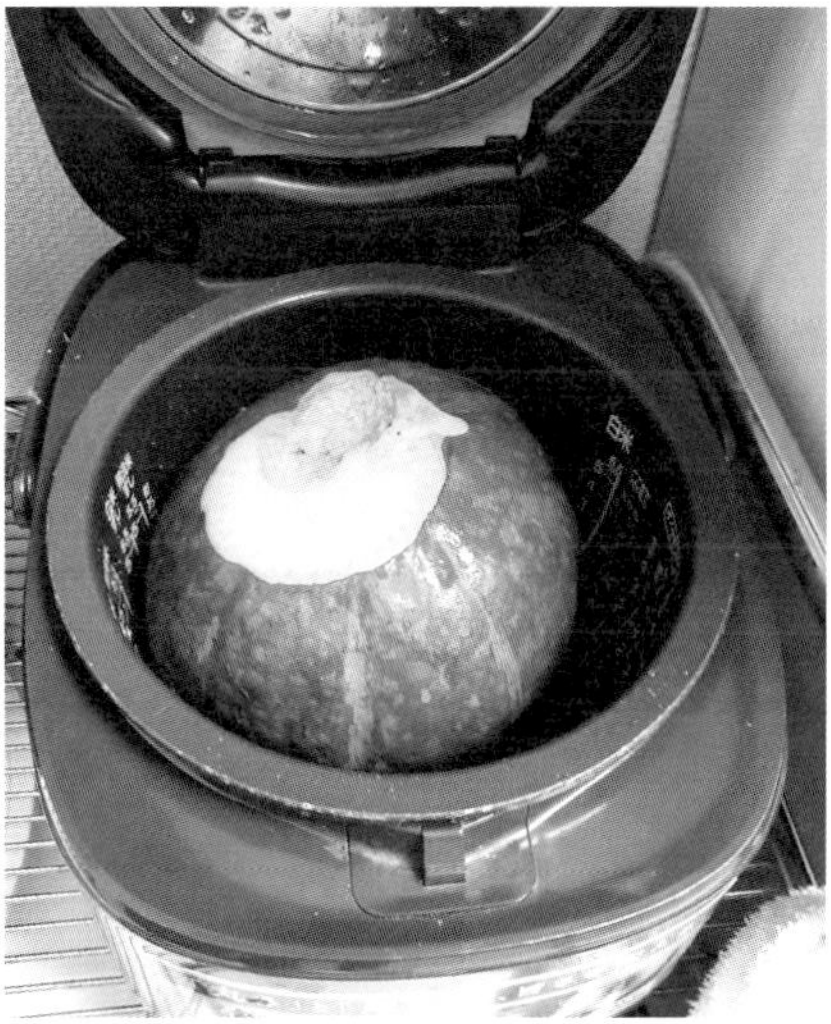

炊飯器だとかぼちゃもほっこりでき上がる

■抗酸化作用がある アントシアニンや カリウムを含む食材

えび　ほたて　かに　うに　さば
いわし　はも　うなぎ（白焼き）
さんま　サーモン、鮭　さわら
かんぱち　まあじ　ひらめ　しらす
まだい　ぶり　めかじき　かつお
あゆ　ふぐ　やまめ　鴨　牡蠣　鶏

たらこやいくらも抗酸化作用が高いが塩分も高いので塩抜きを！

ナス　春菊　赤しそ　紫きゃべつ
赤玉ねぎ　里芋　山芋　ゴマ類
ブルーベリー　ぶどう　カシス
いちご　アサイー　ベリー
ほうれん草　たけのこ　ケール
アボカド　パセリ　ナッツ　玄米
ライ麦　オーツ麦　オートミール
豆類　黒豆　きなこ　納豆
みょうが　きのこ　れんこん
そば　海藻類　アスパラガス
菜の花

※腎臓病の人は、カリウムを含む食材には注意
※外食はおそばを選ぶとベター

※葉酸が含まれるので白血病の人は避ける

菜の花　枝豆　納豆　鶏レバー
ブロッコリー　ほうれん草
アボカド　アスパラガス　バナナ
焼きのり

■がん予防に役立つ食材

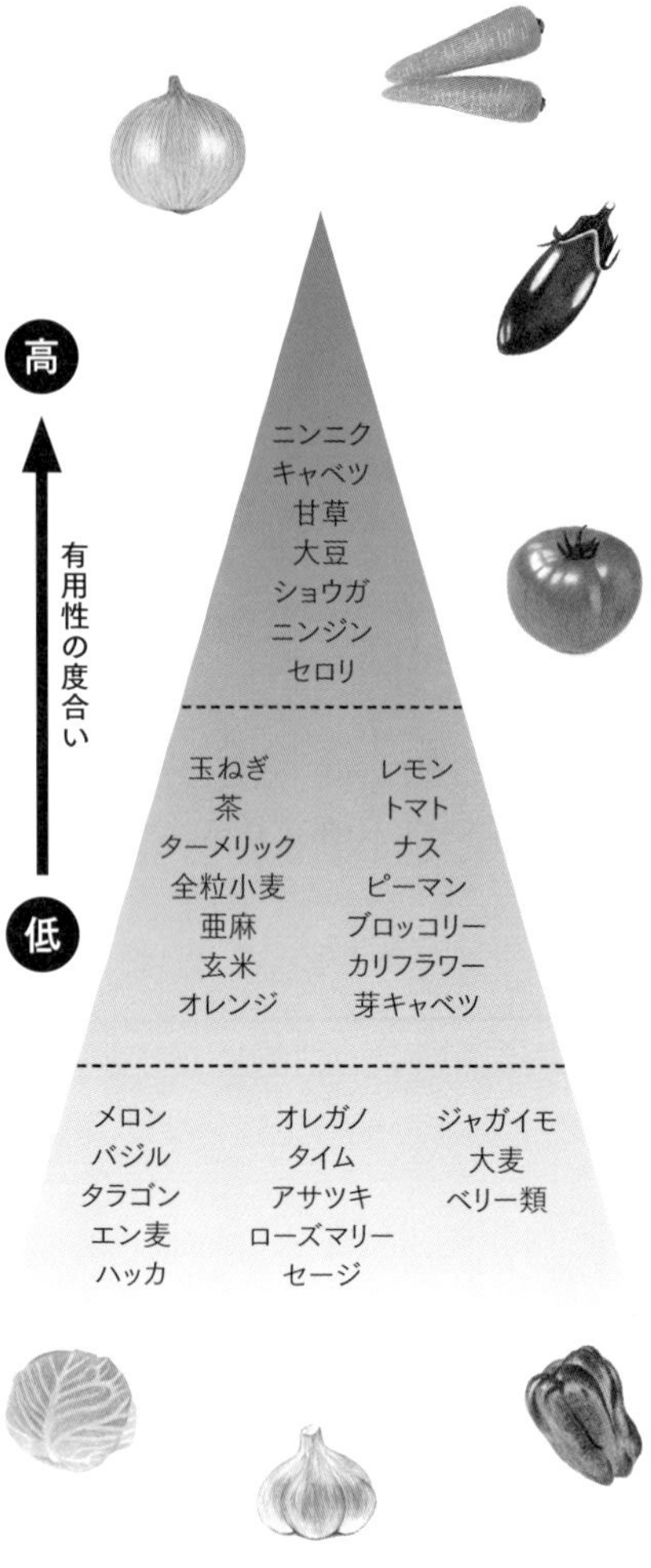

※ピラミッドの上位ほど、がん抑制効果のある栄養素が多いが、1種類に偏ることなく、バランスよく摂取することが重要

出典：アメリカ国立がん研究所（NCI）
「デザイナーフーズ」より

力の高い食材は、がんを抑制する効果が期待できるので、料理にどんどん使います。

◆ビタミン・ミネラルをしっかり摂る

ビタミンが体にいいことは昔から言われていますが、とくにビタミンCは抗酸化作用が高く、私たち自身が本来持っている力を発揮することにつながり、がん予防にも高い効果が期待されます。実際、柑橘類をたくさん食べるとがん発症率が下がることが認められていて、とくに口腔、食道、胃、大腸などの消化器系のがんや呼吸器のがんの予防に有効だと言われています。

我が家では毎日、ビタミンCが豊富なりんご、レモン、ブロッコリー、ゴーヤ、にんじんをジュースにして飲んでいます。そのため、ジューサーとミキサーはいつでもすぐに使えるように常備。ドレッシングやソース作りにも大活躍してくれています。

マグネシウム、カリウムなどのミネラルは、ミトコンドリアの生成には欠かせません。

がん患者は、砒素の濃度が高いケースが多く、カルシウムとマグネシウムの濃度が低いと言われています。そこで、がん患者にカルシウムやマグネシウム、セレンなどのミネラルを補ったところ、砒素の解毒・排泄を促進。これらのことから、亜鉛、カルシウム、マグネシウム、鉄、セレンなどを積極的に摂り、ミネラルバランスを整えることが免疫機能を上げ、がんの症状改善につながると考えられています。

ミネラルは海藻類に多く含まれるため、私は料理に昆布だしをよく使い、冷蔵庫に常備しています。昆布はミネラルだけでなく、アルギン酸やフコイダンといった水溶性食物繊維が豊富で、高血圧症や動脈硬化を予防し、脂質代謝異常を改善すると言われています。

◆香辛料・スパイスを活用

「香辛料をよく摂るインドの人たちのがんの発症率が低い」という情報を知り、よくよく調べてみると、香辛料には高い抗酸化力が期待できそうです。

カレーの着色料（黄色）であるターメリック（ウコン）は抗酸化作用が高く、「クルクミン」という成分が肝機能を活性化させ、コレステロール値の低下が期待されます。さらに、タンパク質やアミロイドβの蓄積を防ぐことで脳の機能を活性化させ、アルツハイマー病の予防に効果があると言われています。

紅茶に入れたりお菓子にもよく使われるシナモンは、もともとは生薬や漢方として使われていたようです。体を温め、血液循環がよくなり、冷え症やむくみなどを予防します。がん予防に冷えは大敵なので、シナモンはがん患者の味方です。抗酸化作用も高く、さらに毛細血管の傷を修復する働きもあります。

唐辛子も、キムチを作るときをはじめ、私はよく使います。唐辛子にはβカロテン、ビタミンC、ビタミンEが豊富。これらには抗酸化作用や抗がん作用、疲労回復の効果があると言われています。

辛味を感じさせるのは「カプサイシン」という成分で、血行促進、発汗作用による脂肪燃焼効果も期待できるので、がんを患っていなくても、積極的に摂るといいようです。

◆果物と上手につきあう

果物には、高濃度のビタミンと、がんをやっつけるミトコンドリアを生成するカリウムが豊富に入っているので、果糖が高すぎるものやバナナに気をつければ食べてもOKとしています。とくにバナナは、糖質が高いので食べていいものかどうか迷いがちですが、カリウムがとても豊富で、血糖値の急上昇を抑制する働きもあります。手術で胃を切除した人が起こしやすいダンピング症状にも効果的です。

ただし、バナナは1日1本まで。また、腎臓を患っている人は注意が必要です。

果物のビタミンを壊さないという意味でも、毎日の生ジュースは欠かせません。

主食／ご飯、麺、パン

白米や小麦粉はNG。玄米ご飯を美味しく食べる工夫をし、小麦粉を使わない麺類やパンでがんをやっつけながら健康的な体づくりを！

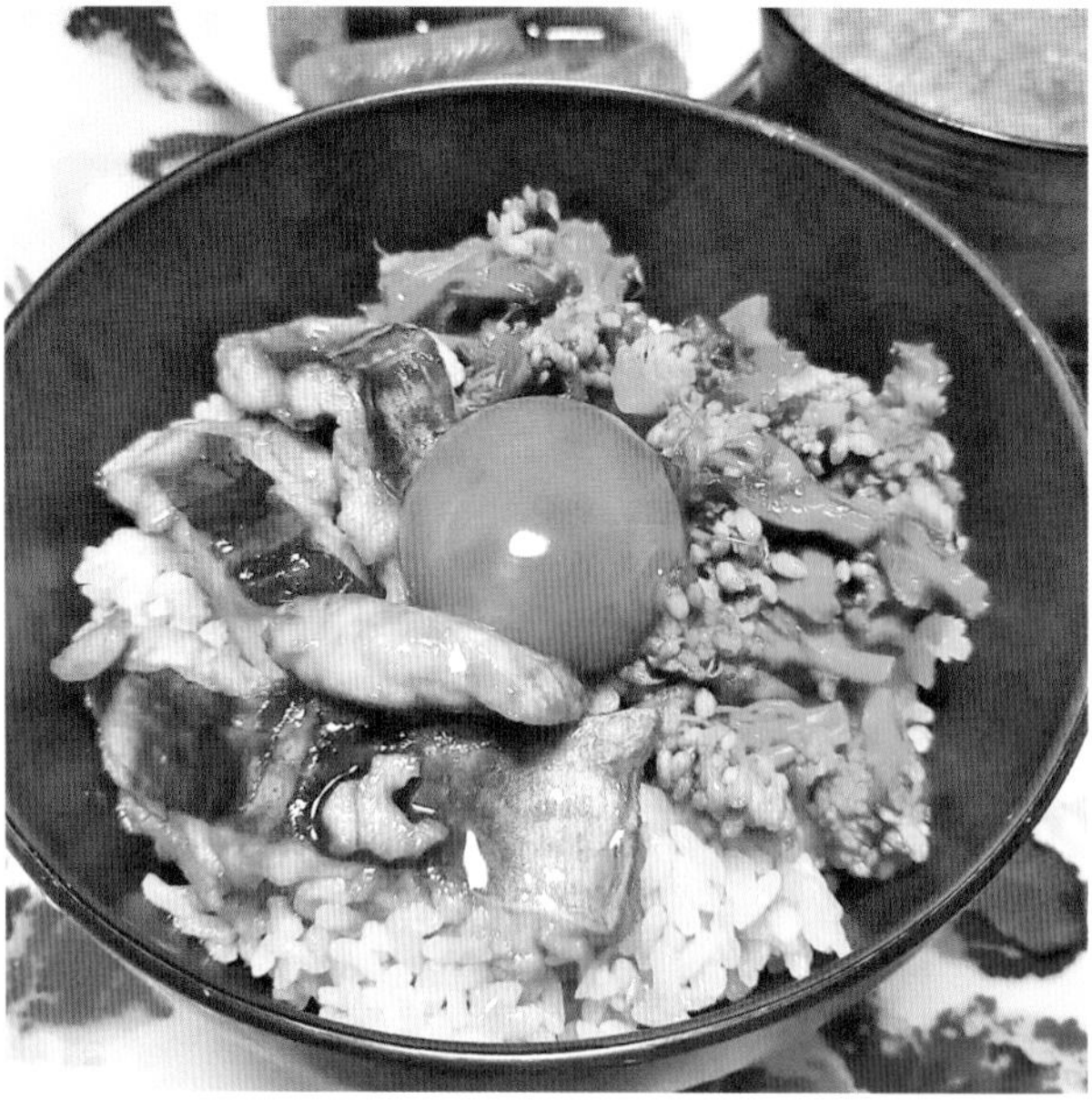

玄米は消化にあまりよくないので術後は白米を使っていた。その代わり抗酸化作用が高い物と一緒に！

はも丼

- 茹でたはもと菜の花をご飯にのせ、タレ（メイプルシロップと醤油の代替品ココナッツアミノ）をかけ、最後に卵黄をのせて完成！
- 汁は、菜の花の茎と昆布だしをミキサーにかけて、かつお節、有機豆乳、麦味噌で味をつける。

※砂糖、塩、醤油は使っていません。

うなぎの白焼き丼

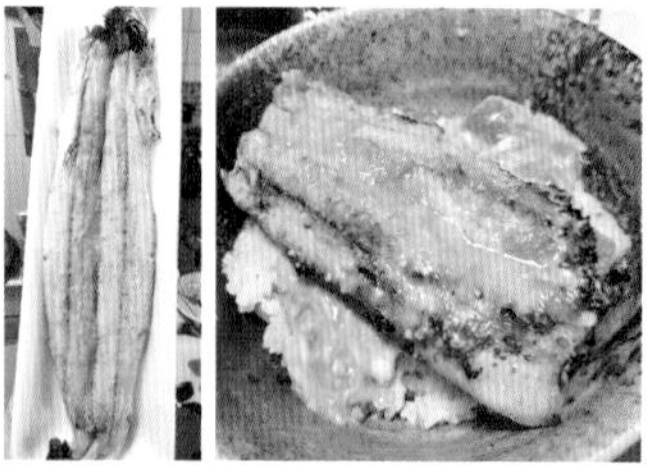

うなぎにはビタミンEが含まれています。うなぎに含まれるビタミンEは抗酸化作用が高く、体を酸化から守ってくれる効果があります。

ポイント

少しのお湯で溶いた麦味噌とメイプルシロップのタレでも美味しい！　玄米ご飯は、ココナッツオイルを少し入れて炊くとパサパサ感が減ります。お試しください(*^-^*)

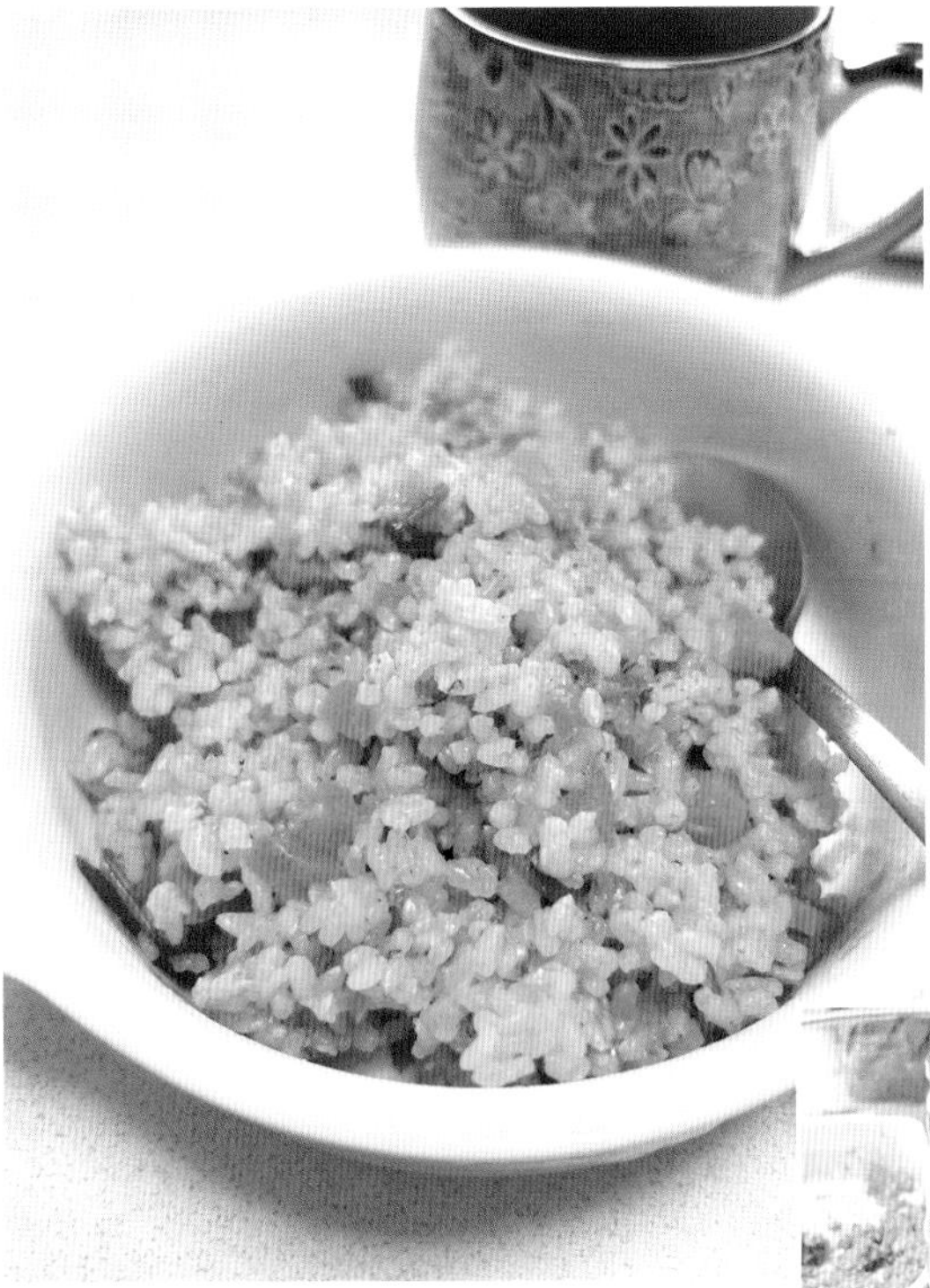

玄米ご飯のピラフ

2、3人分

玄米2合

- 冷蔵庫にある野菜（玉ねぎ、にんじん、キャベツ、ピーマンなど）を細かく切る。
- いつもと同じ分量の水を入れた玄米に、野菜とヘタをくり抜いたトマト1個、そしてココナッツオイルを小さじ1、サバのおだしカクテルとターメリックを適量、麦味噌大さじ1を入れて炊飯器で炊く。

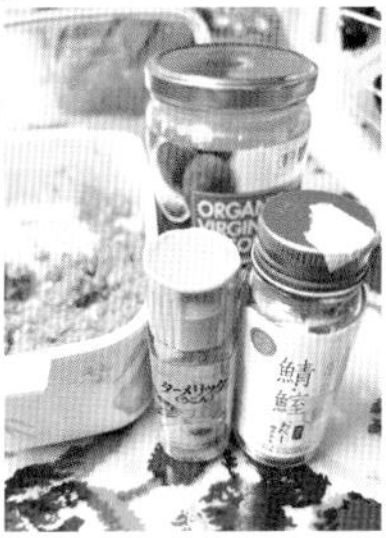

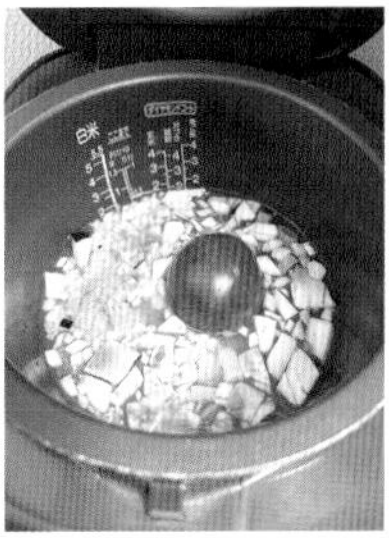

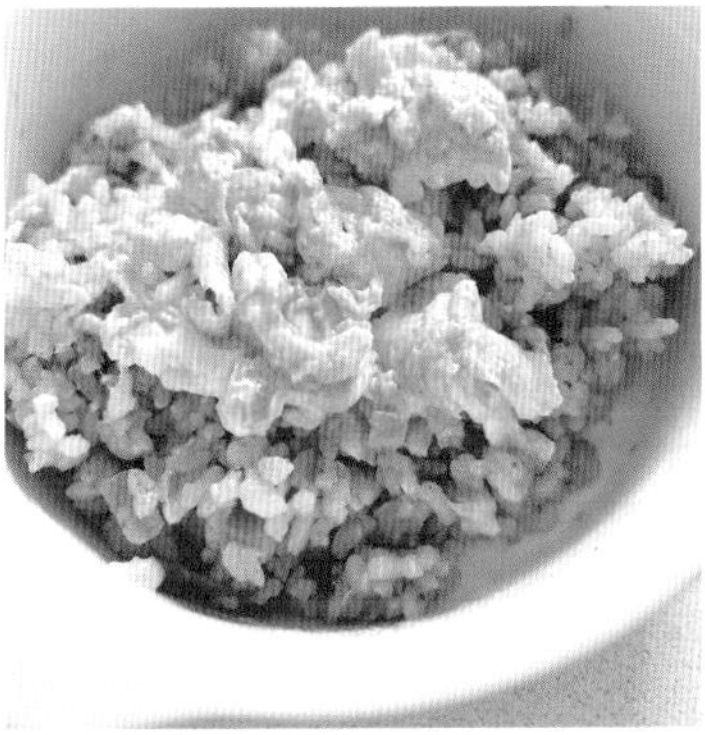

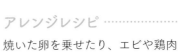

アレンジレシピ

焼いた卵を乗せたり、エビや鶏肉を入れて炊くとさらに美味しい。

ポイント

玉ねぎやキャベツを、赤玉ねぎや赤キャベツに代えるだけで抗酸化作用がアップします！

キーマカレー

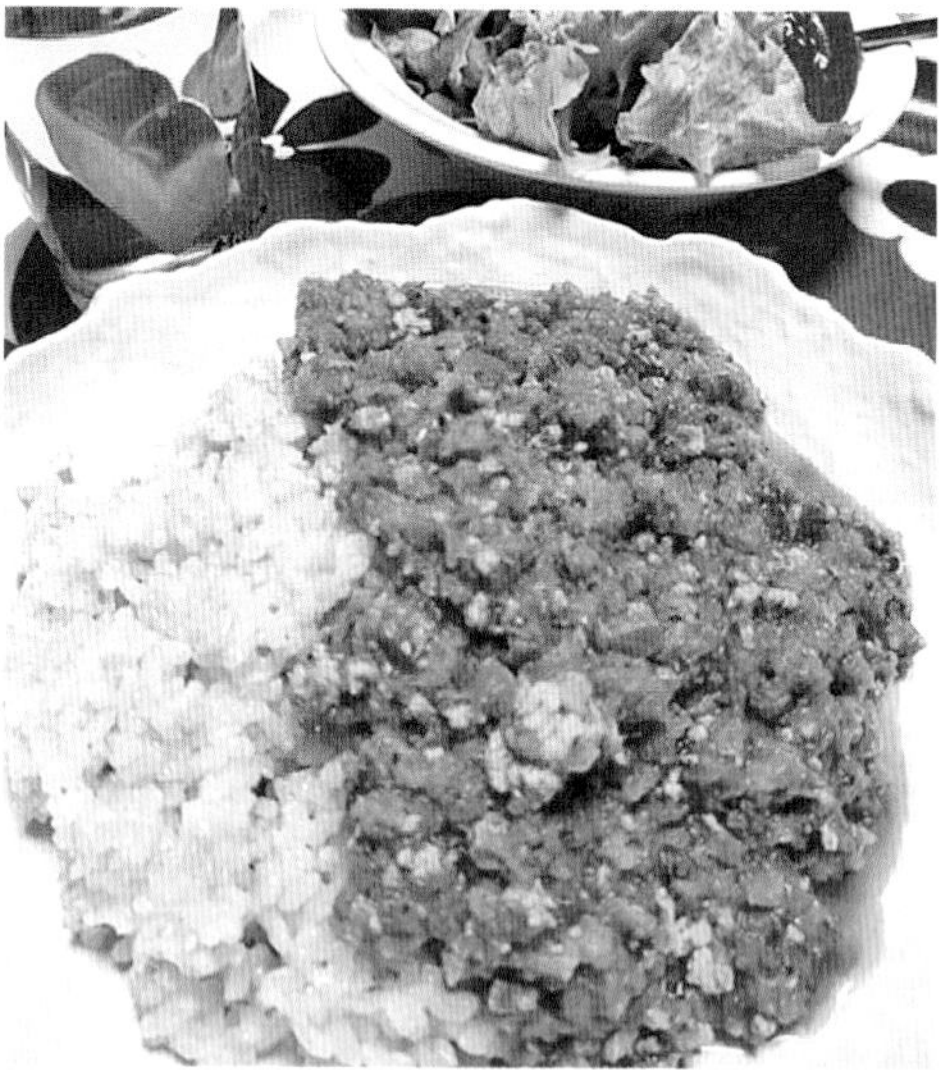

・大根、玉ねぎ、にんじん、りんご、生姜、ニンニクを昆布だしとミキサーにかけ、それを鍋に移して火にかける。

・そこに有機トマトピューレ、麦味噌、メイプルシロップ、S＆Bカレー（あれば酒粕も）を入れ、鶏ミンチを入れてグツグツ煮たったらでき上がり。

・甘口が好きな人はメイプルシロップで調整する。

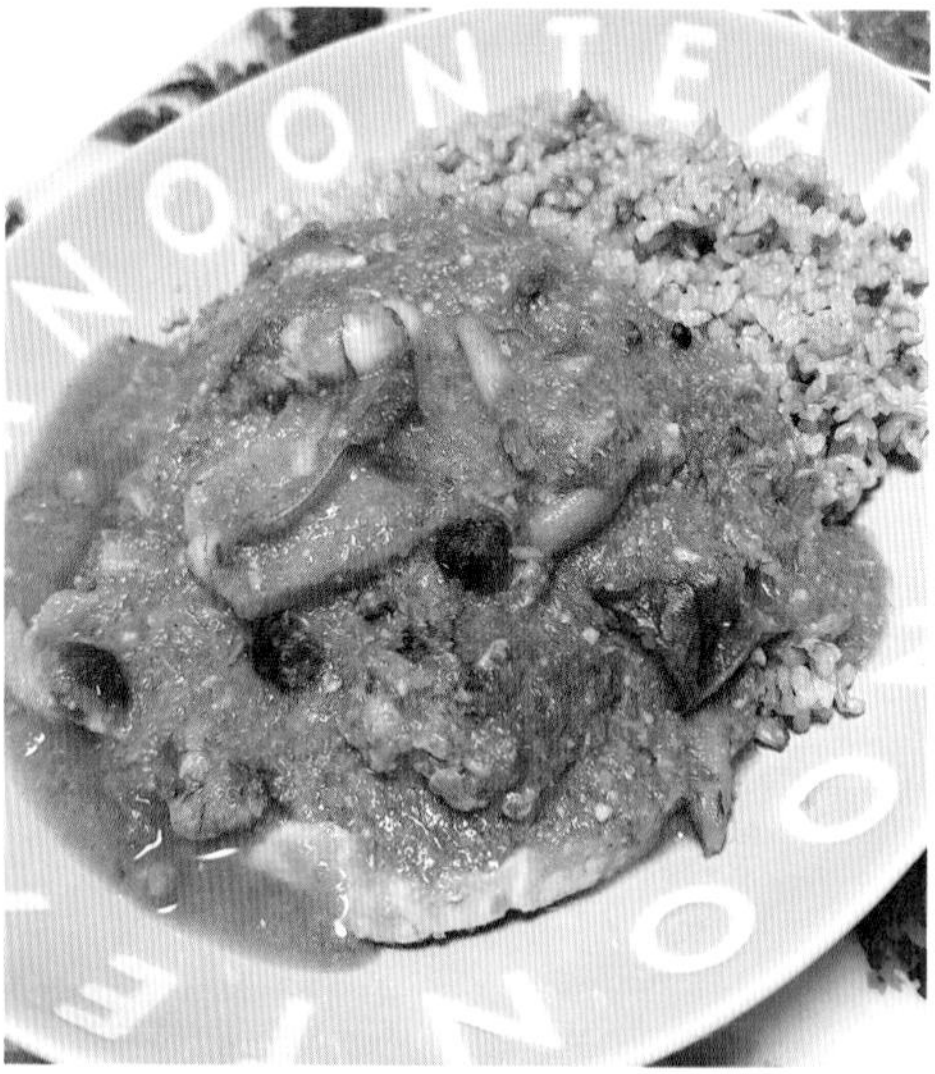

サバ缶カレー

・ターメリックとココナッツオイルを入れて玄米を炊く。

・昆布だしと玉ねぎ、にんじん、キャベツ、生姜、ニンニクをミキサーにかけ、火にかける。

・お好みの具材、サバの水煮缶、有機トマトピューレ、S＆Bカレー、ココナッツミルクを入れて煮込み、麦味噌とメイプルシロップで甘さを調整してでき上がり。

※具材は、エビ、鶏肉、ほうれん草を使いました。玉ねぎを赤玉ねぎに代えると抗酸化作用アップ。りんご、ピーマン、きのこ類を入れてもいい。

ポイント

サバは、がんにもですが認知症にもよく、和風で優しいカレーなのでご年配の方にも喜んでいただけるかと(*^-^*)。抗酸化作用の高いものばかりが入っているので、毎日食べ続けたらがんが消えるかも!?

トマトラーメン

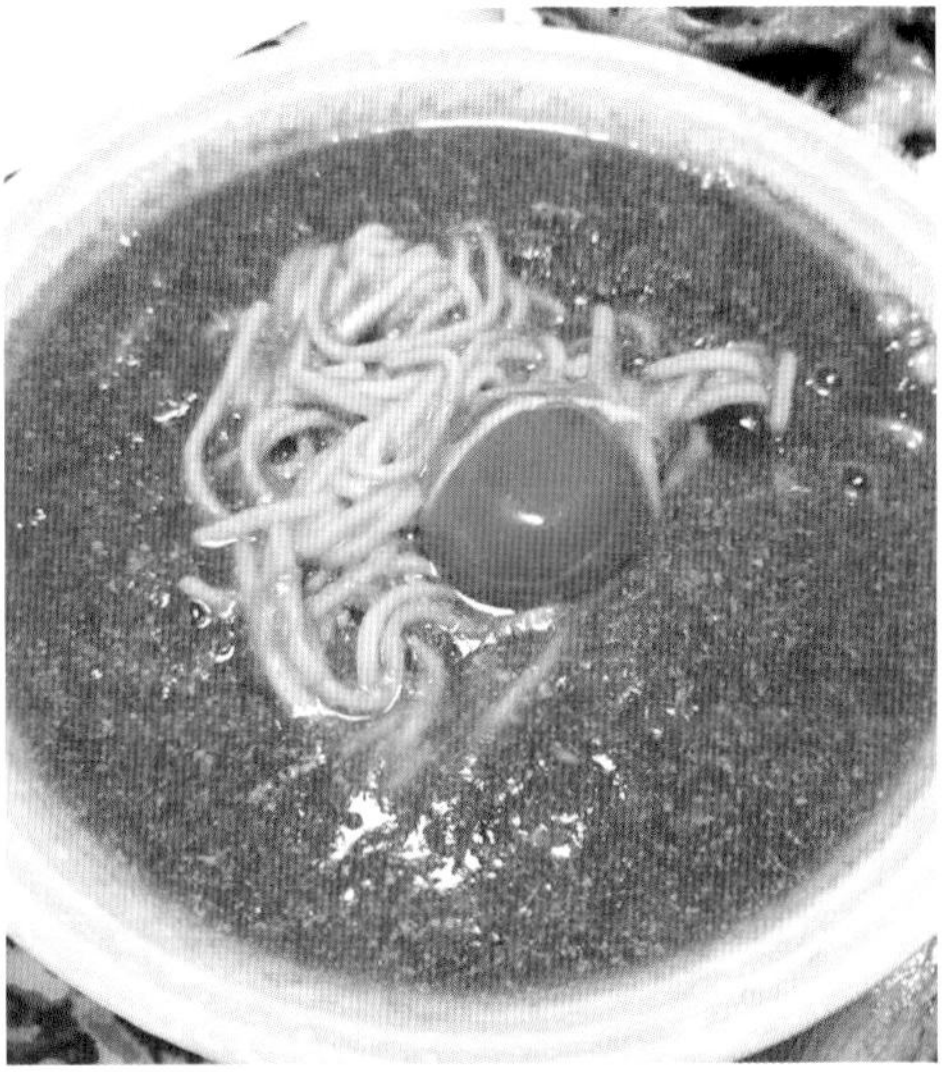

トマト、玉ねぎ、昆布だし、有機豆乳、有機トマトピューレ、麦味噌、みりん、ZENB麺
（全粒粉、玄米の麺でも）

- トマトと玉ねぎ、昆布だしをミキサーにかける。
- 鍋に入れて火を入れ、麺以外の材料も加え、火にかける。
- 茹でた麺に、トマトスープを入れたらでき上がり。
- 卵はお好みで。

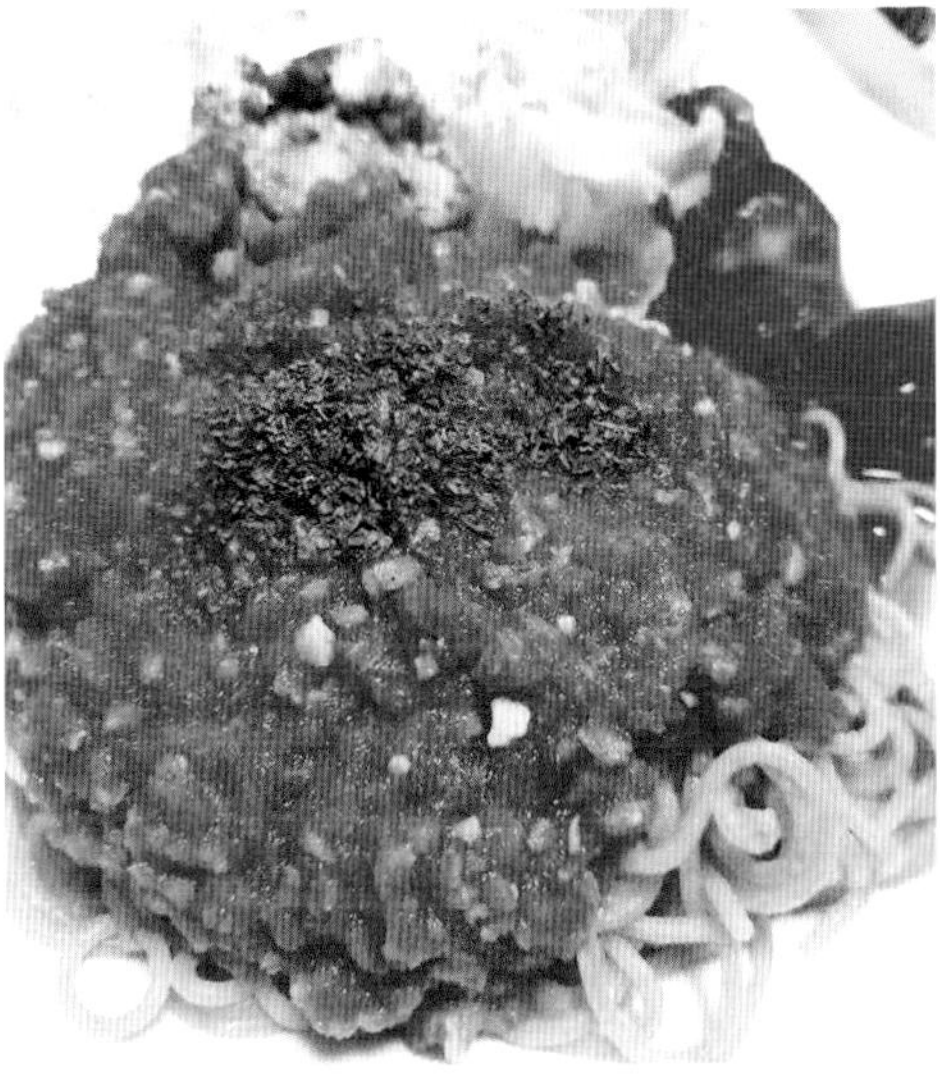

大豆ミートパスタ

玉ねぎ、にんじん、生姜、大根、昆布だし、有機トマトピューレ、リンゴ酢、みりん、大豆ミート、麦味噌、ZEMB麺

- 昆布だしと野菜すべてをミキサーにかけて煮込む。
- トマトピューレとリンゴ酢、みりん、大豆ミートを入れてさらに煮込む。
- 最後に麦味噌で味付け。
- パセリをかけて完成！

砂糖、塩、醤油は使っていません。お肉も使ってないのにミートソースの味そのもの！

ポイント

私は、ラーメンもパスタも麺は豆100％ZENBの細麺を使っています。塩分を気にせず、スープを全部飲み干してください(*^-^*)。玄米ご飯に卵焼きを乗せ余ったソースをかけても美味しいですよ。

ドイツパン

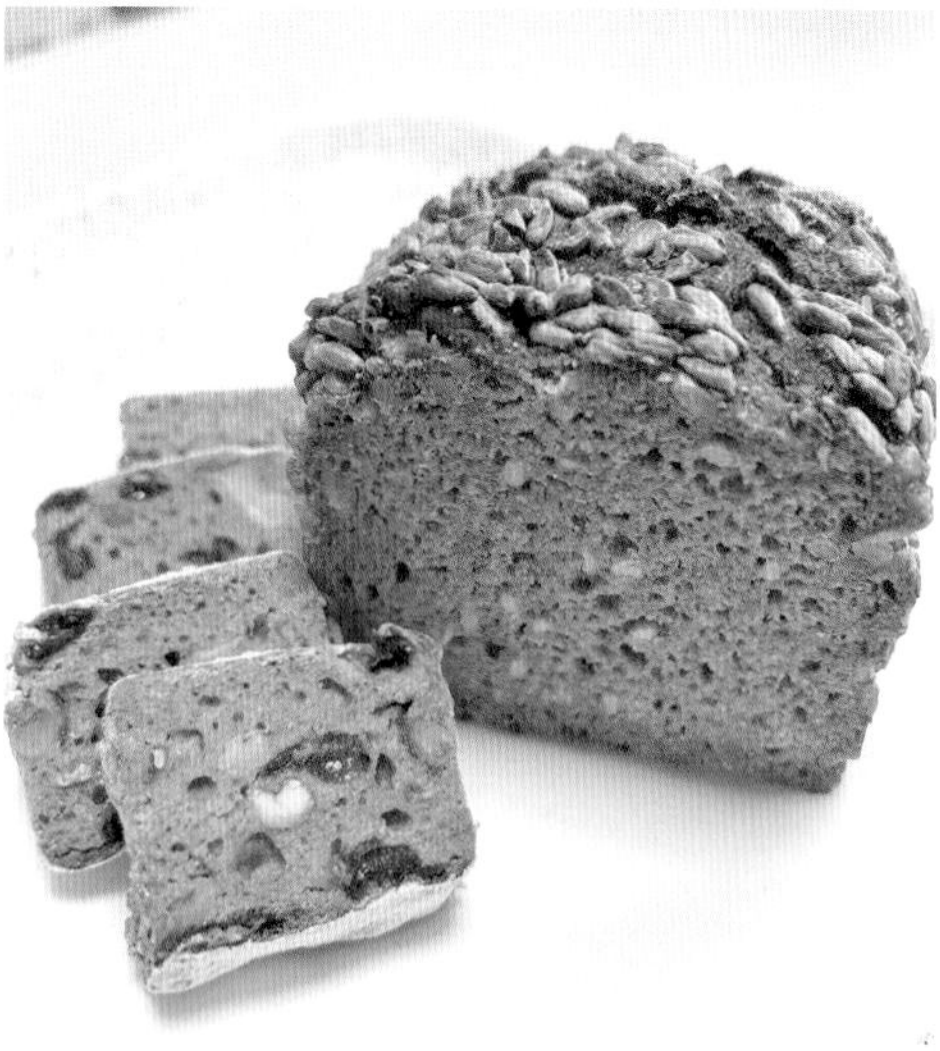

ドイツパンの特徴は、原料にライ麦を使っていること。ライ麦は栄養価が高く、積極的に食べたい食材と言われています。

※ライ麦は小麦に比べて、ビタミンやカリウム、マンガンなどさまざまな栄養素が豊富です。また、ライ麦パンづくりには欠かせないサワー種（ライ麦由来の天然酵母）には、乳酸菌や酢酸菌、酵母などが含まれ、体によいとされています。

パンは、砂糖不使用のライ麦100%か全粒粉パン、ドイツパンがおすすめ！

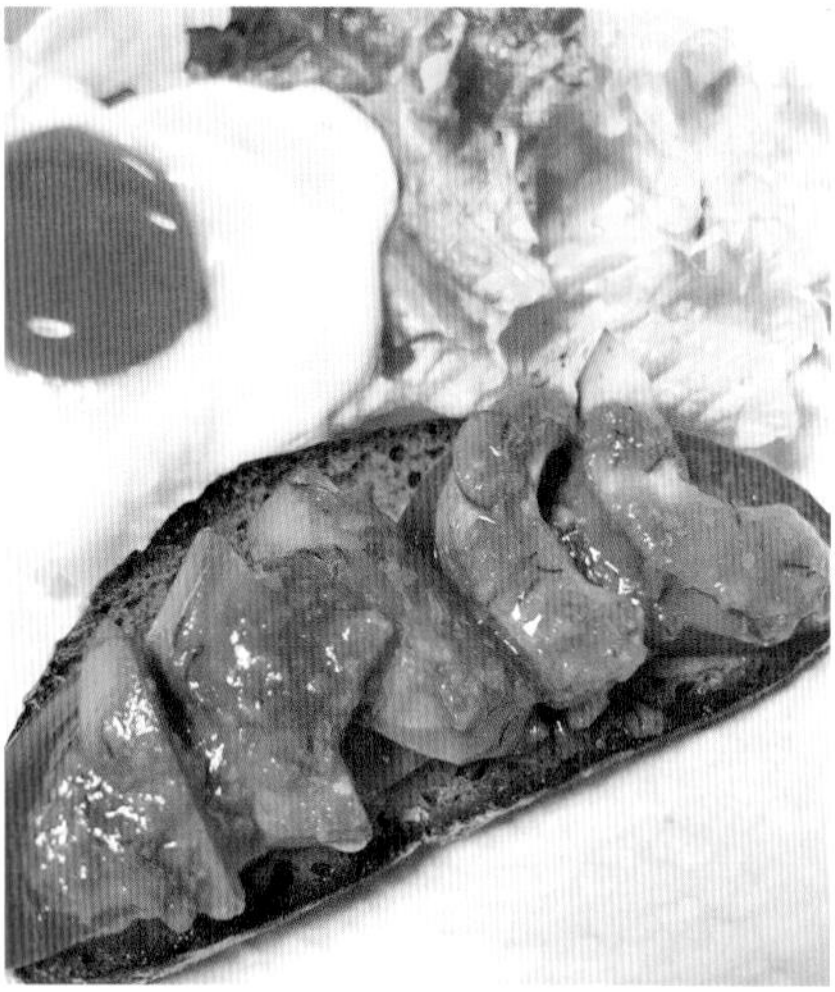

アレンジレシピ

ドイツパンに、薄くカットしたトマトとアボカドをのせ、麦味噌：メイプルシロップ：ココナッツオイル＝1：1：1のソースをかけ軽くトースト。これならドイツパンが苦手な人でも食べられるかも!?　レタスと目玉焼きを添えて！

ポイント

当初、パンを探してスーパーを歩き回りましたが、砂糖・小麦粉が入っているものばかりで全滅でした。そこでたどり着いたのがドイツパン。少し酸味があるので好き嫌いがあると思いますが、ココナッツオイルやアボカドと一緒に工夫して。

主菜・副菜

主菜や副菜は、カラフルに！　足りない色を補っていくと、自然と野菜も増えていきバランスもよくなります。

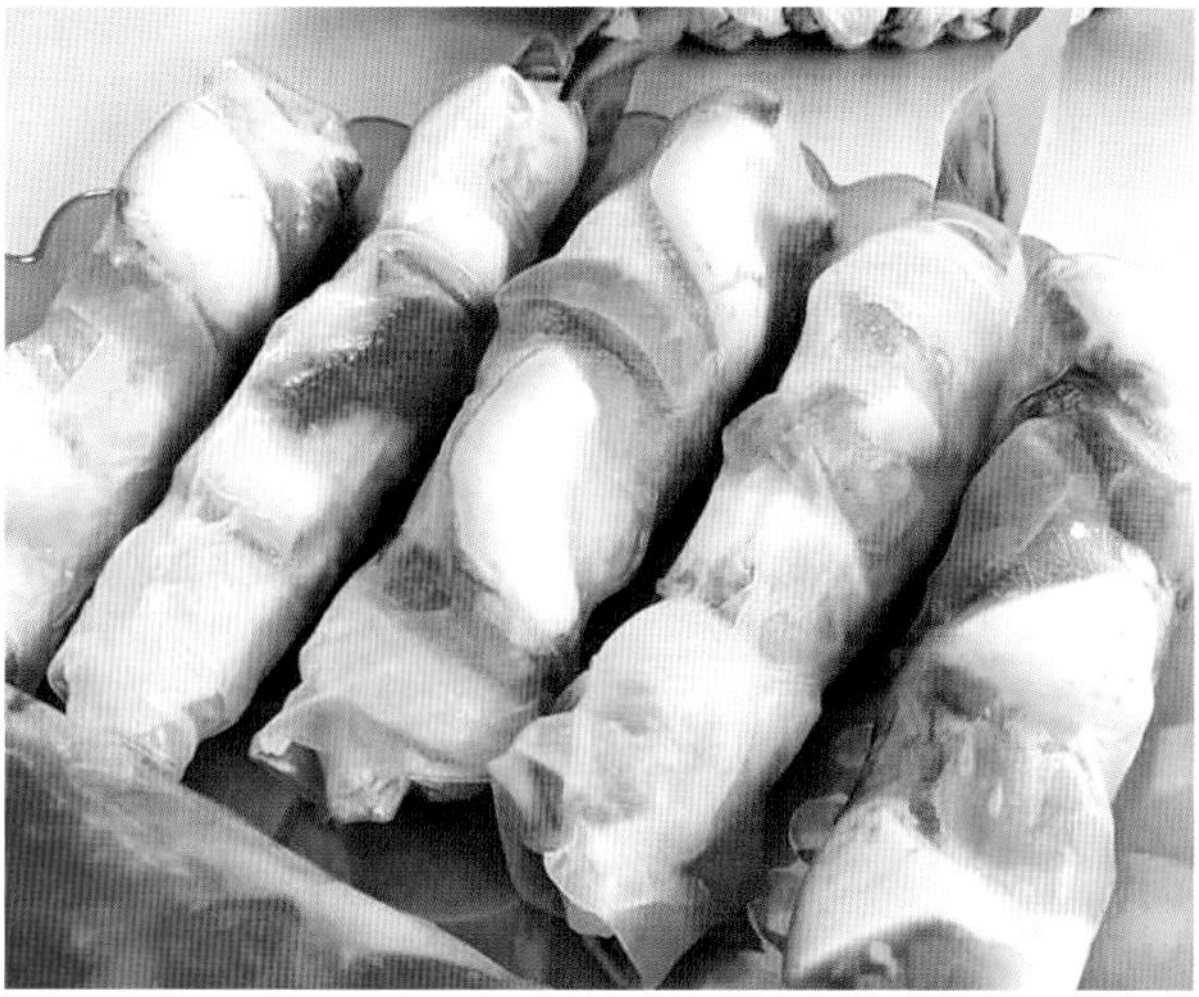

カラフル生春巻き

・濡らしたライスペーパーの手前に柔らかいサニーレタスやグリーンレタスを長方形にギュッとたたんで置いて3分の1ほど巻き、芯にする。

・スライサーで細かくカットしたパプリカやにんじん、大根などのカラフルな生野菜、アボカドやエビなどを並べて巻いていく。

※赤玉ねぎのマリネを入れると抗酸化作用がアップしカラフルになりますが、水分があるとフニャフニャになるので少量にするか、レタスなどに包んで入れるのがおすすめ！

デザート生春巻き

・バナナを縦半分に切り、濡らしたライスペーパーの手前に乗せ、まずはバナナをクルッと3分の1ほど巻き、スライスしたキウイを乗せて巻く。

・オレンジとメイプルシロップをミキサーにかけたソースで食べるのがおすすめ。

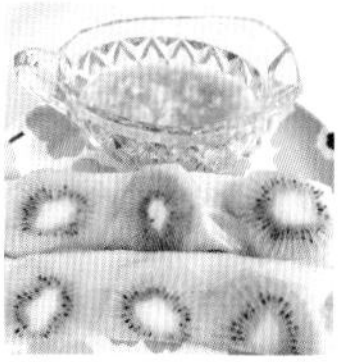

ライスペーパーは砂糖不使用のものを選びましょう。巻くコツは、具を入れすぎないこと！

ポイント

アレンジレシピ！　山芋を入れた生春巻きを、オリーブオイルでカリッと焼くとお餅のようになります(*^-^*)。麦味噌：みりん：ゆず原液＝1：1：1のタレにつけて♡

レンコンハンバーグ

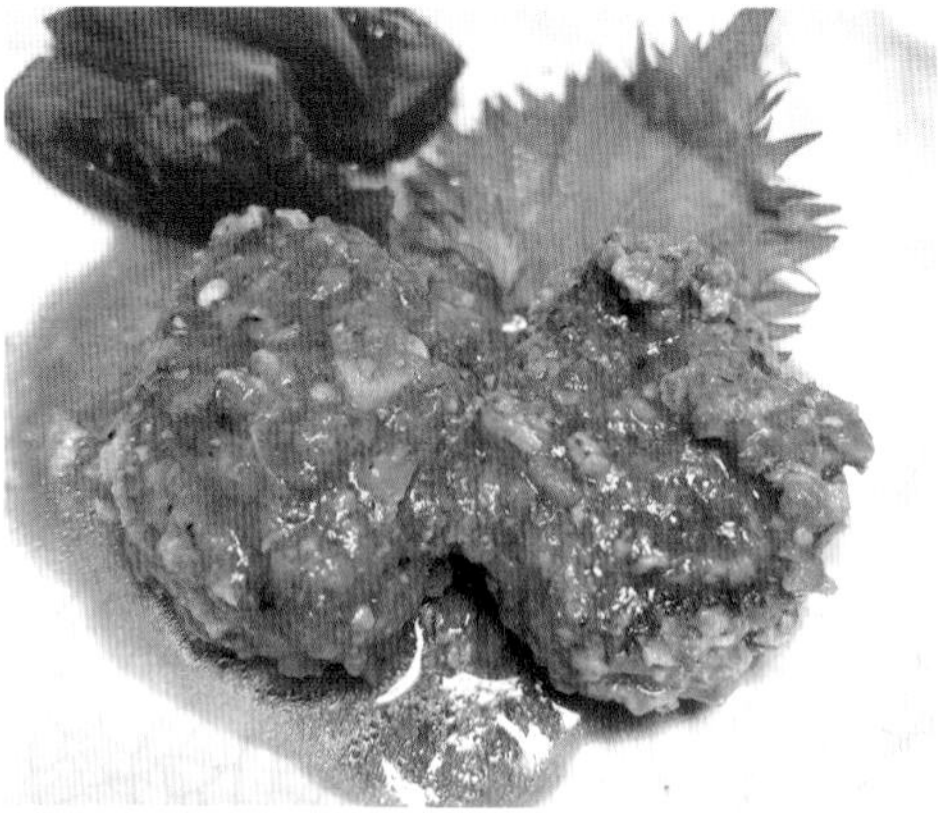

・レンコン、玉ねぎ、生姜、ニンニクをミキサー（またはフードプロセッサー）にかけて、鶏ミンチと混ぜ合わせる。

・フライパンに少しお湯を入れて蒸し焼きにし、有機トマトピューレと麦味噌を入れてさらに煮込んだらでき上がり！

・シソとトマトを付け合わせに！

◆レンコンの効果

抗酸化作用、免疫力アップのパワーがあり、病気の人によいだけでなく、肌のシミやシワを予防する働きがあります。

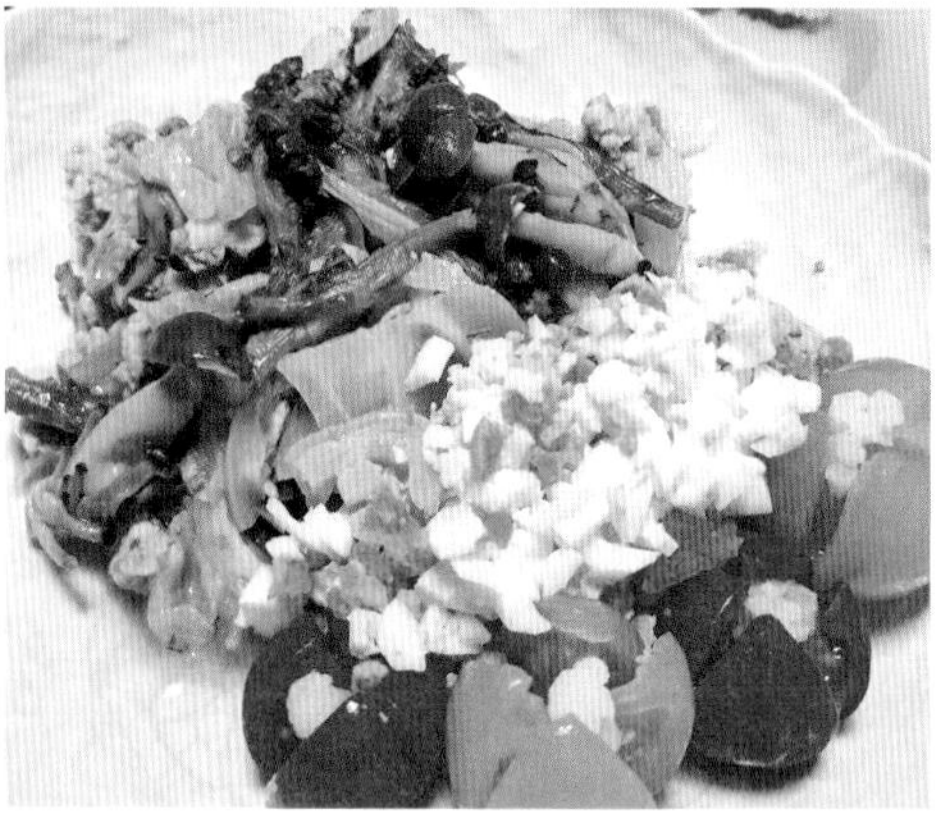

菜の花とキャベツのごま油炒め

・菜の花と抗酸化作用の高いキャベツ、きのこ、鶏ミンチをごま油で炒めて、麦味噌とみりんで味をつける。

・新キャベツと新玉ねぎを昆布だしと一緒にミキサーにかけ、かつお節、有機豆乳、麦味噌で味つけしたスープと一緒に食べるとさらにGood！

◆菜の花のパワー

カリウム、マグネシウム、鉄、ビタミン、カロテンなどさまざまな栄養素を含んでいて、がん予防になると言われています。ただ、白血病の人は、葉酸をあまり摂らないほうがいいようです。菜の花には葉酸がたくさん含まれているので、気をつけたほうがいいかもしれません。腎臓病の人も、カリウムが多いので注意してください。

ポイント

レンコンハンバーグは、ボロボロになりやすいので、鶏ミンチを多めに。

ホタテとセロリとパプリカ炒め

・セロリとパプリカをごま油で炒め、生食用のホタテを入れ少し焦げ目が付くまで焼く。

・麦味噌：メイプルシロップ：リンゴ酢＝1：1：1を混ぜ合わせたタレをかけたらでき上がり。

黄色のパプリカも入れるとさらにカラフルに！　彩りを考えながら食材を追加すると、自然とまんべんなく栄養も摂れます。

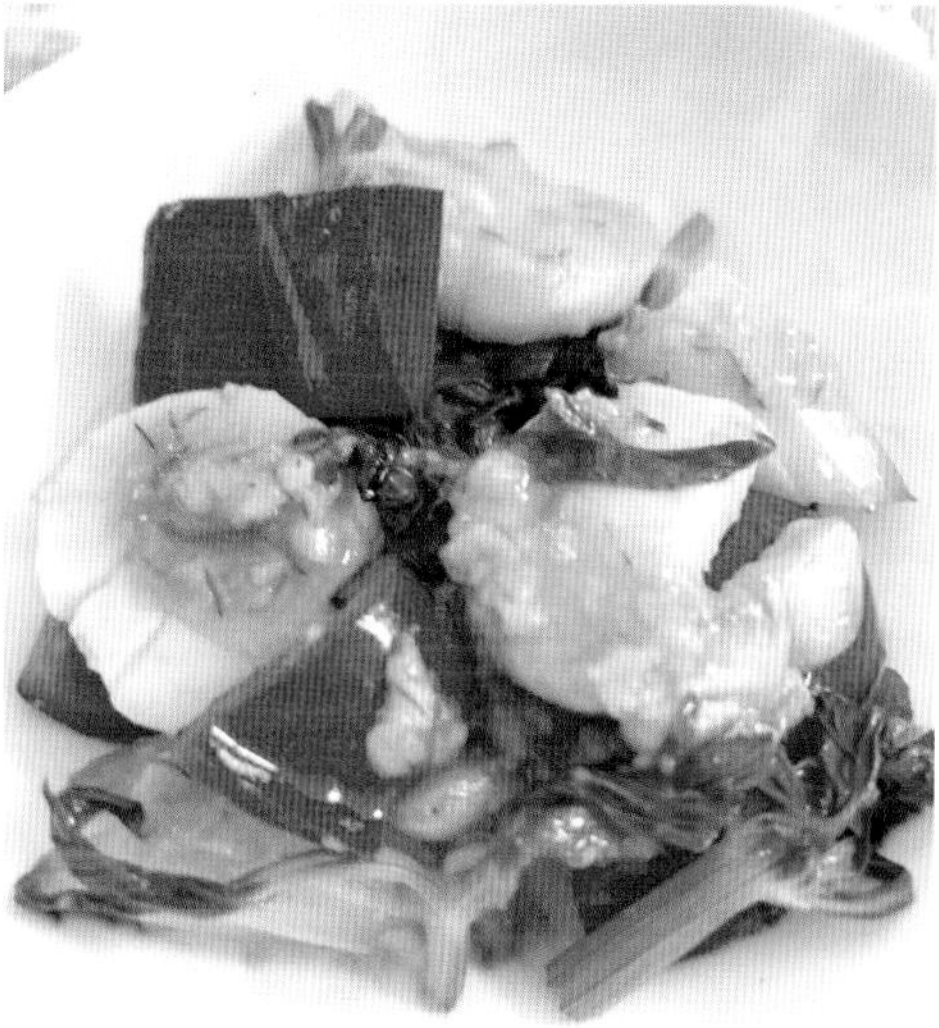

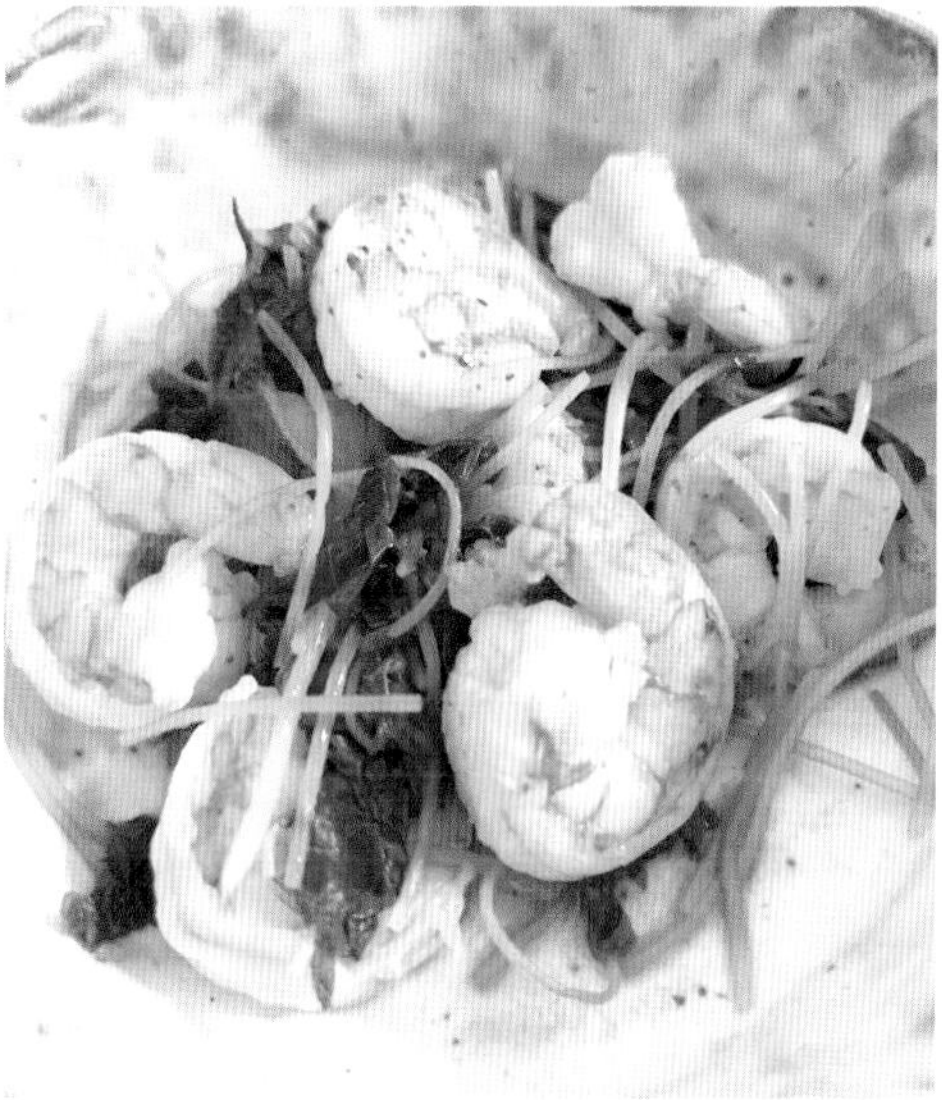

エビと三つ葉のボイルしたのん

・エビと三つ葉をボイルし、ザルに上げしっかり水気を取る。

・ココナッツオイル：ココナッツアミノ：みりん＝1：2：1に一味を少し入れたソースを混ぜ合わせる。

ココナッツの香りがホッとする一品。冬はココナッツオイルが固まるので少し湯煎にかけてから使うなど、工夫してください。

ポイント

ホタテやエビの代わりに、抗酸化作用のあるカニをそのまま加えてもOK！　セロリや三つ葉が苦手な人でもイケる（？）一品です(*^-^*)。

カツオのごま風味漬け

- カツオのたたきを一口大に切る。
- スライスした玉ねぎとカツオのたたきを袋に入れ、ココナッツアミノ（醤油の代替品）：ごま油＝1：1に、生姜、ニンニクを入れて混ぜる。
- 冷蔵庫で3時間以上寝かせてからいただきます。

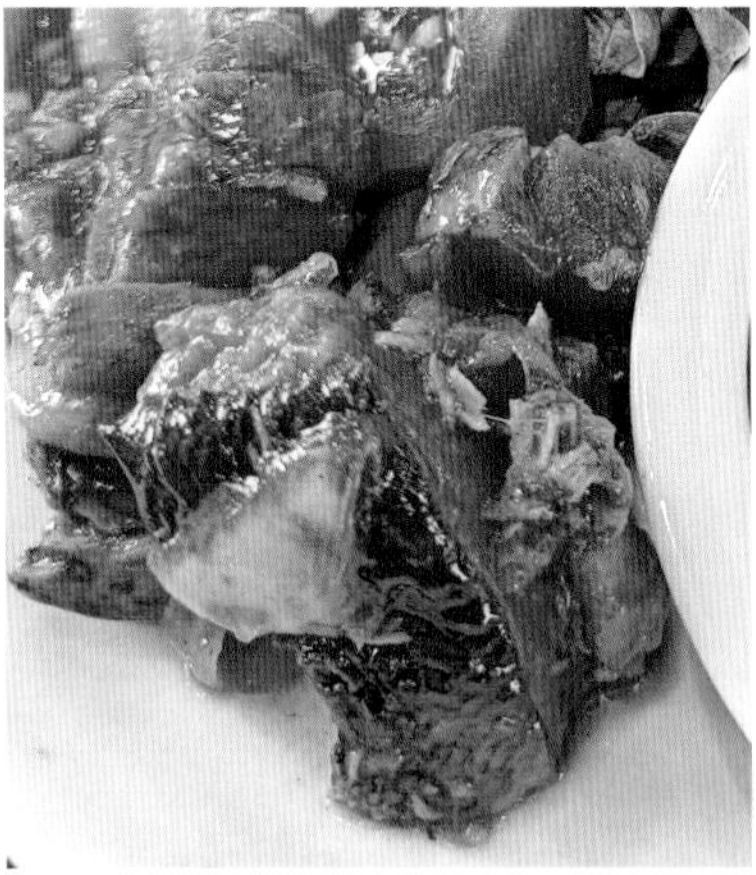

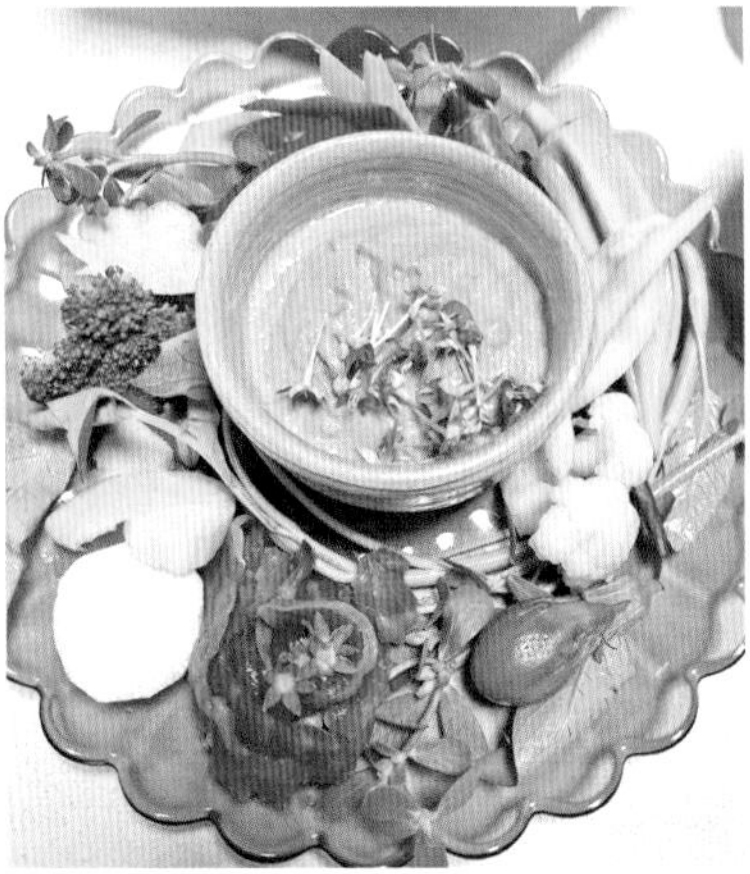

サバの水煮缶のバーニャカウダー

【ソース】

- サバの水煮缶、ココナッツオイル、有機豆乳、ニンニクをミキサーにかけて火にかける。

※アンチョビは塩分が多いので、入れ替えようとしていた防災グッズのサバの水煮缶を使用。新鮮な野菜が手に入ったときにディップ！

◆サバは強力な抗酸化作用があり認知症予防にも！

- 栄養素セレンが豊富で、強力な抗酸化作用とアンチエイジング効果。
- DHAが脂質異常症を予防します。
- EPAの含有量が高く、動脈硬化や高血圧予防に。
- ビタミンB_{12}が悪性貧血を予防。
- ビタミンDでスムーズな神経伝達、骨の健康の維持を。

ポイント

カツオのごま風味漬けは、片栗粉をまぶしてオリーブオイルでカリッと焼いても美味しいよ(*^-^*)。

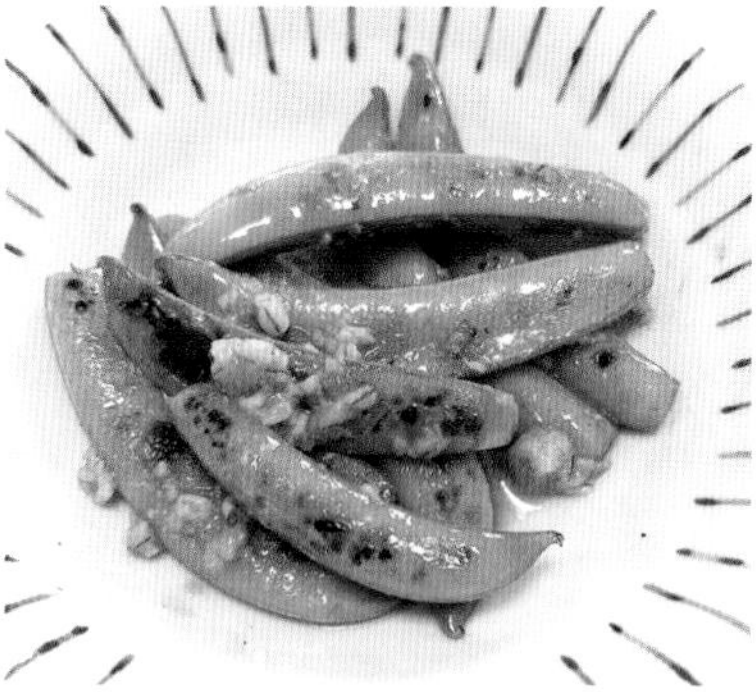

スナップエンドウのオリーブオイル炒め

・スナップエンドウのスジを取り、オリーブオイルで炒める。
・麦味噌：みりん＝１：１を合わせ、炒めたスナップエンドウに絡めたらでき上がり。

◆スナップエンドウの栄養と効能

・ビタミンCで美肌効果、シミやソバカスの予防、ストレス対策にも。
・抗酸化作用を持つβカロテンで皮膚や粘膜の健康を維持します。
・ビタミンB_1，B_2で三大栄養素の代謝促進。
・食物繊維とカリウムで、便秘解消とむくみ予防に。

里芋煮

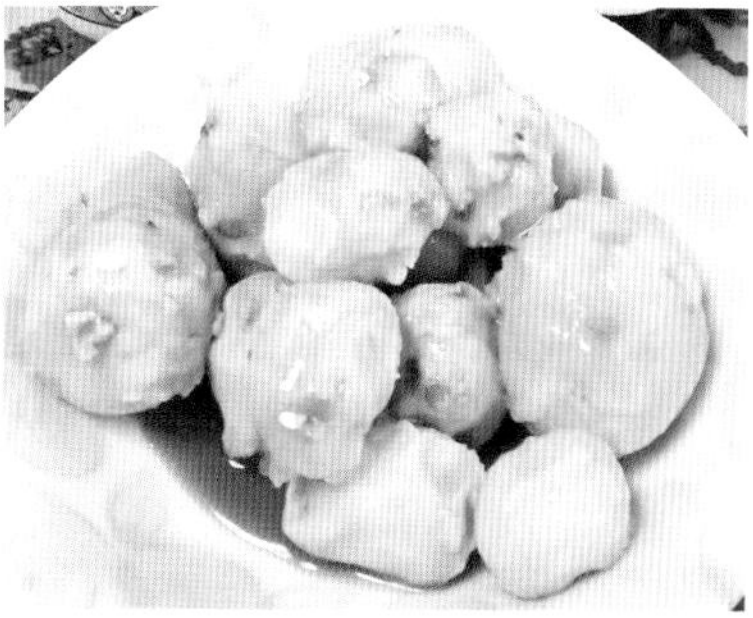

◆免疫力向上に役立つ「ガラクタン」「ムチン」

　里芋には、ミネラルや食物繊維など健康を維持する上で不可欠な栄養素が豊富に含まれています。芋類の中でもカロリーが低く水分量が多いため、ダイエット中にもおすすめの野菜です。里芋特有のぬめりの正体は、糖質とタンパク質が結合した「ガラクタン」と「ムチン」で、病気に負けない体を維持するのに役立ちます。
「ガラクタン」は水溶性食物繊維の一種で、免疫力を上げる効果やがんの抑制作用が期待できます。「ムチン」は人体の粘液に含まれている成分で、胃や呼吸器の粘膜を守り、外部からのウイルスや菌の侵入を防ぎます。

ポイント

炊飯器に里芋が焦げ付かない程度にお水を入れて、ご飯を炊く要領でスイッチオン！　簡単に皮が剥けるので、それに合わせダレを絡めてお召し上がりください！　ココナッツアミノ：メイプルシロップ：ゆず原液＝２：１：１

漬け物 キムチ

市販のお漬け物は残念ながら全滅です。なのでがんにアプローチする手作りキムチはいかが？

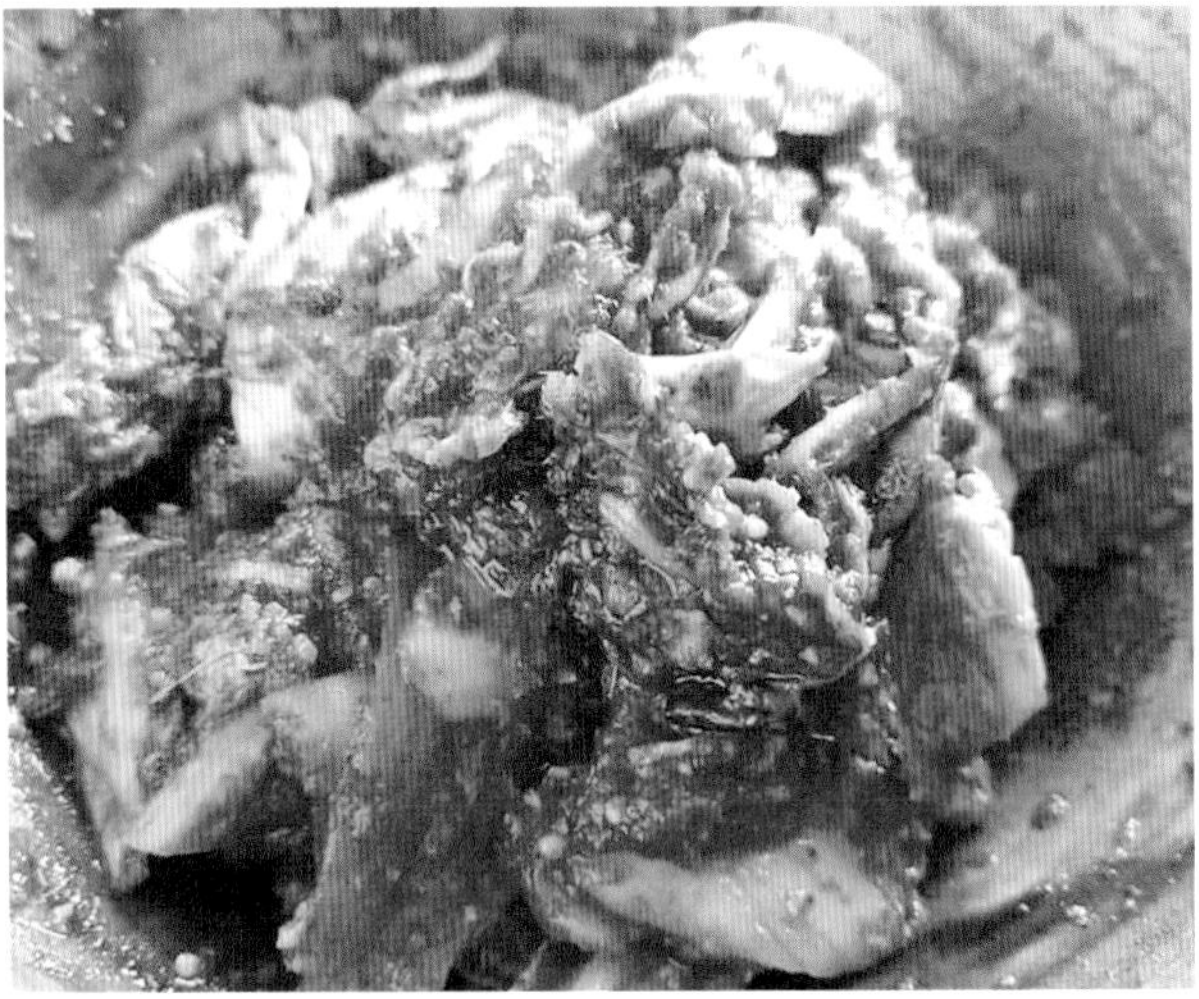

白菜キムチ

- 袋に白菜を入れ、天日塩を入れて３時間ほど置く。
- 水出しができたら、お湯で塩を洗い流し白菜をよく絞る。
- 玉ねぎ、りんご、昆布、生姜、ニンニクをミキサーにかけ、小エビ、メイプルシロップ（好みで調整）、韓国唐辛子を白菜と一緒に袋に入れてもみ込み、冷蔵庫で寝かせる。

ポイント

水出し用の塩は、塩気がなくなるまでしっかり洗い流す。韓国唐辛子が手に入らない場合は、一味を代用（韓国唐辛子より辛いので、小さじで１杯ずつ入れて辛さを調節）。

◆唐辛子の効果効能、栄養は？

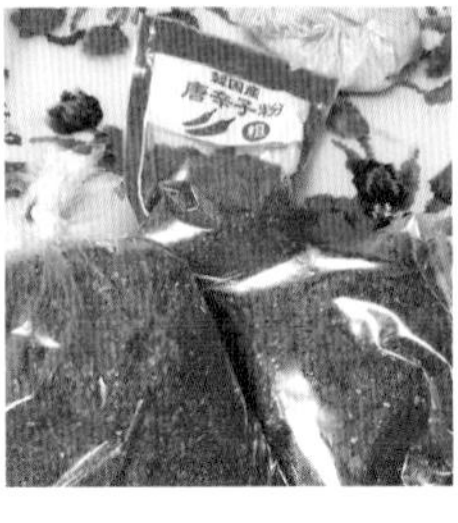

唐辛子には、βカロテン、ビタミンC、ビタミンEが豊富に含まれています。これらは、抗酸化作用や抗がん作用、疲労回復などの効果がある栄養素で、とくにビタミンEは生活習慣病の予防や、美肌効果もあります。

辛味を感じさせるのは、カプサイシンという成分です。食欲増進や血行促進、発汗作用による脂肪燃焼効果なども期待できます。入れすぎたら逆効果になるので注意。

キムチいろいろ

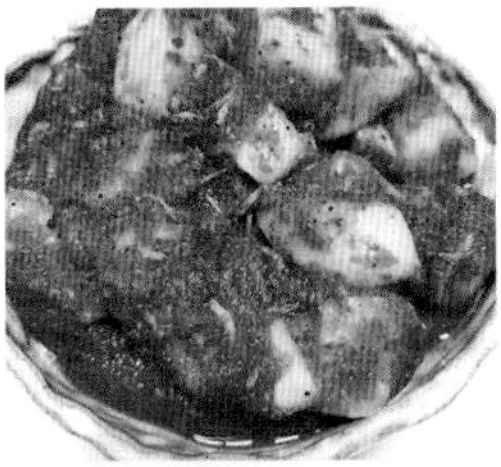

大根のキムチ

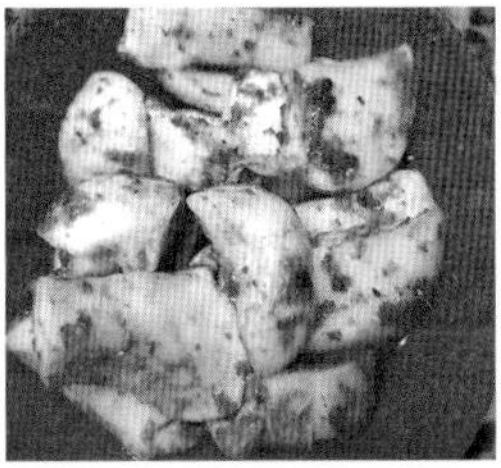

かぶらのキムチ

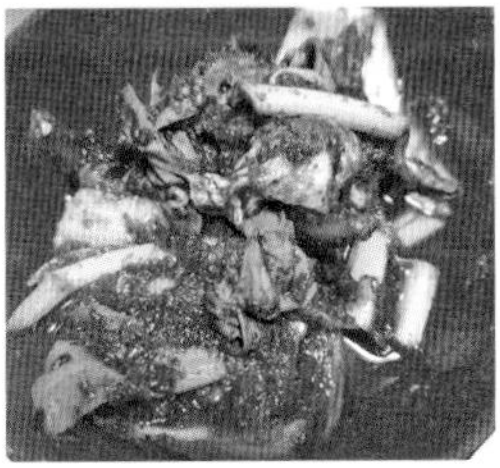

セロリのキムチ

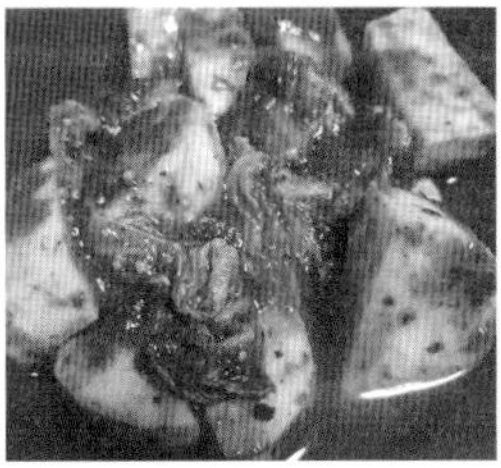

山芋のキムチ

らっきょ

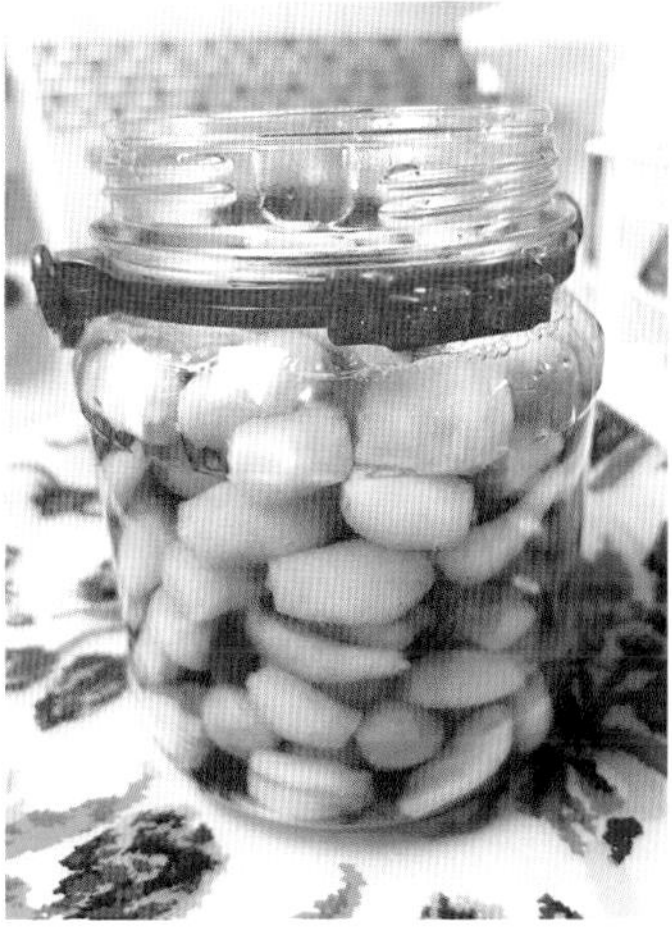

らっきょ　1キロ

【漬け汁】
リンゴ酢（350cc）、メイプルシロップ（350cc）、水（150cc）、鷹の爪２本

- 塩で水抜きする（約30分）。
- お湯で塩を洗い流す。
- お鍋にお湯を沸かし、約10秒らっきょを茹で、ザルにあげて冷ます。
- 煮沸消毒したびんに、らっきょと漬け汁を入れてでき上がり。

◆らっきょの効果は？

抗酸化作用でがん予防や老化防止を期待（ビタミンC）

ビタミンCは抗酸化作用があり、動脈硬化、がん、免疫機能の低下、老化の一因となる活性酸素を体内から除去してくれる働きがあります。

味噌汁・スープ

野菜をミキサーにかけるので、無理なく野菜がたくさん摂れます！

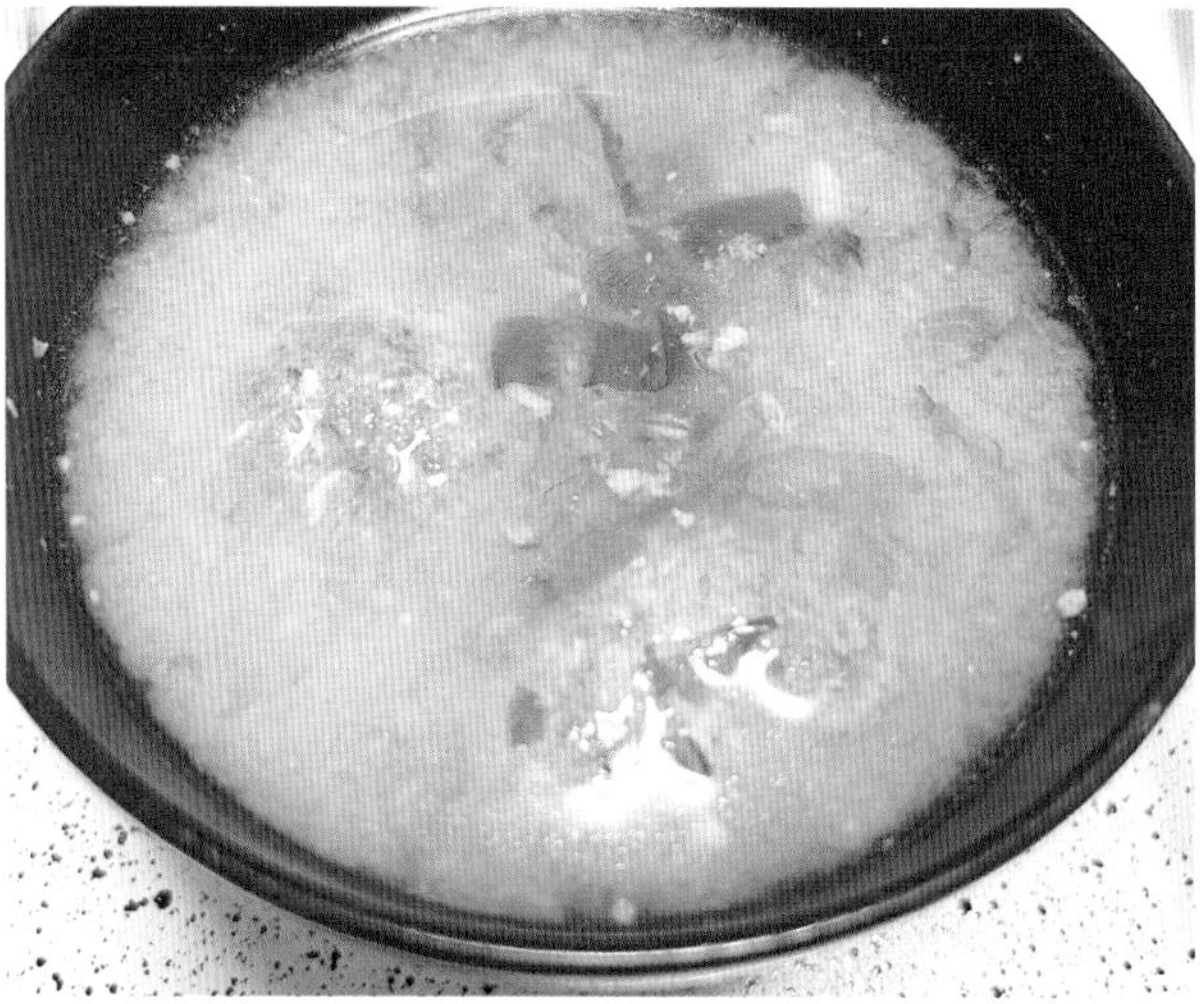

いわしつみれ汁

昆布だしを鍋に入れ火にかけ、いわしのつみれ、かつお節、最後に麦味噌で味付け。

◆いわしに期待される効能

- **貧血の予防・改善**
  血球（赤血球やヘモグロビン）をつくって全身に酸素を届け、貧血・疲れ・体力の低下を防止します。
- **感染症を予防する**
  免疫力を高めてウイルスや細菌から体を守ります。
- **美しい肌や髪をつくる**
  コラーゲンをつくるだけでなく、肌の内側に酸素を届けて新陳代謝を促進して、シミやソバカスを改善。
- **骨を丈夫にする**
  カルシウムの吸収を助けたり、骨のもう一つの主成分であるコラーゲンをつくることで強い骨をつくります。
- **疲労回復、ダイエット**
  脂肪・糖質・脂質・タンパク質をエネルギーに変えて新陳代謝を高めます。
- **しなやかで動きやすい体に**
  筋肉の動きをスムーズにします。

◆味噌汁・スープの作り方

味噌汁は、野菜と昆布だしをミキサーにかけ、材料（サバのおだしカクテル、かつお節、麦味噌）はすべて同じ！　有機豆乳を入れるとスープになります。他にも、エンドウ豆やそら豆などを使っても美味しい！

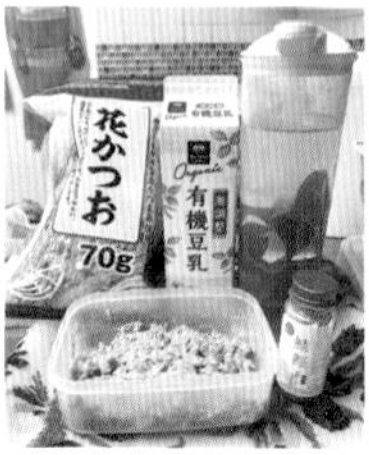

スープいろいろ

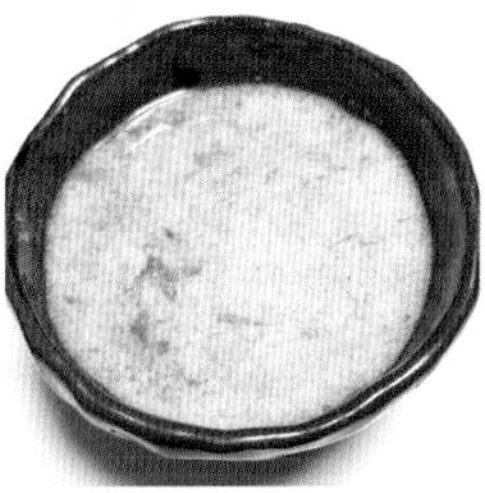
レンコンスープ

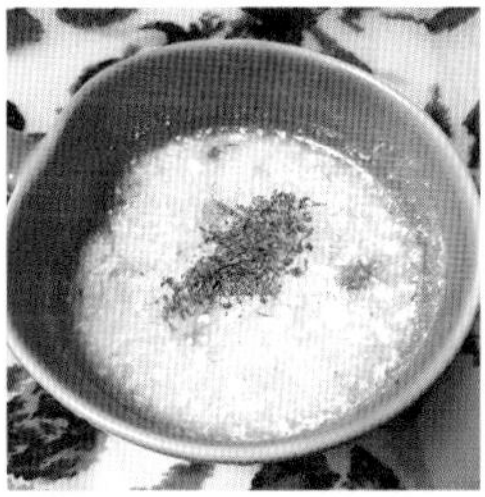
大根スープ

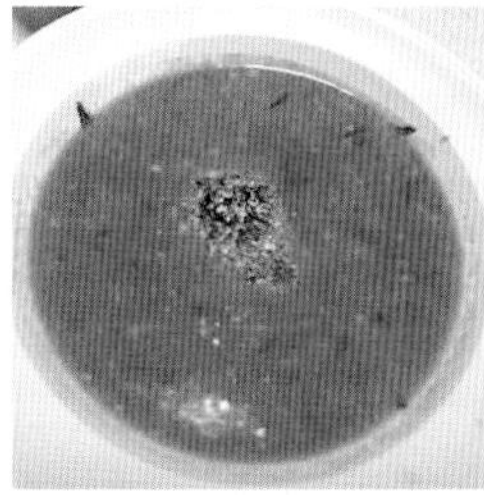
トマトのスープ

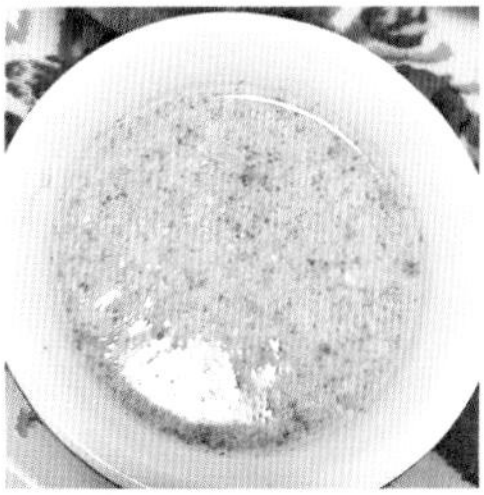
かぶらのスープ

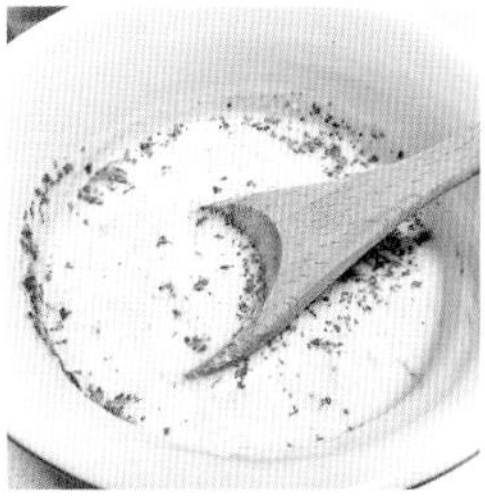
トウモロコシのスープ

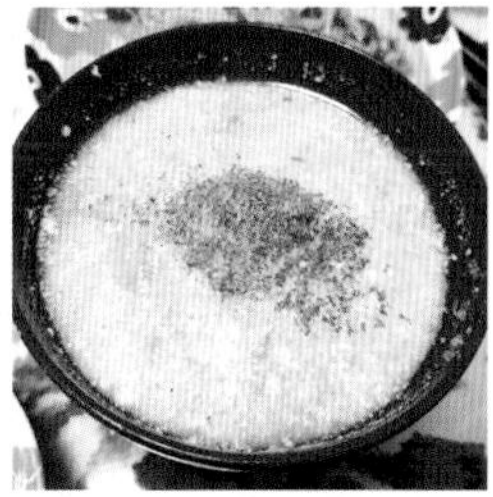
にんじんと玉ねぎのスープ

麦味噌仕立ての粕汁

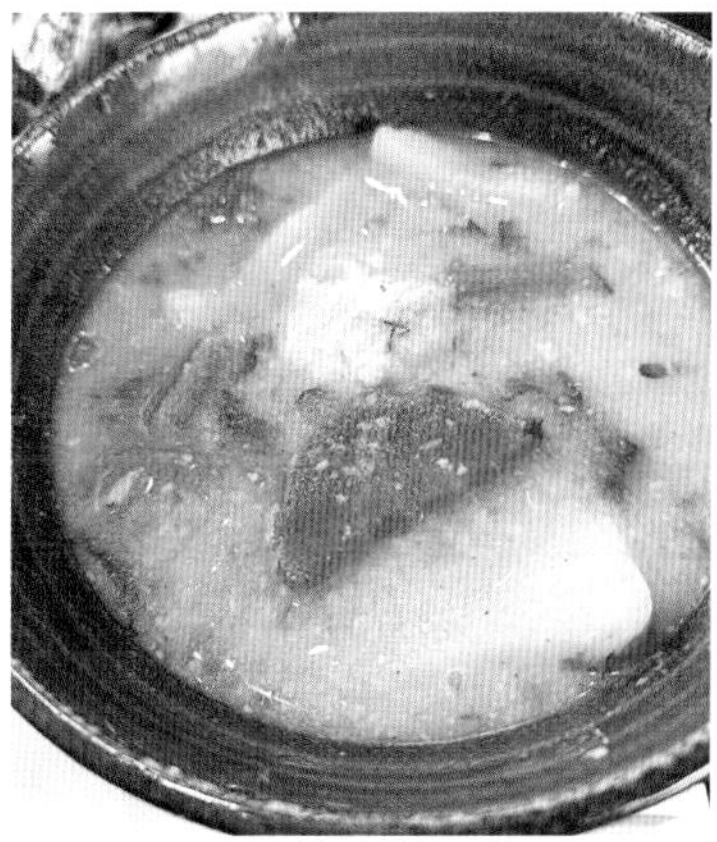

味噌汁の材料に酒粕を入れるだけ。具材は冷蔵庫にあるもので！

◆栄養満点の酒粕！　驚くべき効能

- 糖尿病を防ぐ
- がん予防、肝臓病予防
- 心臓病の予防
- うれしい保湿効果あり！
- 美白効果もあり！

ポイント

季節の野菜を取り入れながら、苦手な野菜も味噌汁に入れちゃおう！

ドレッシング

市販のドレッシングは砂糖が入っているので、自分ドレッシングで美味しく、そしてがんも撃退！

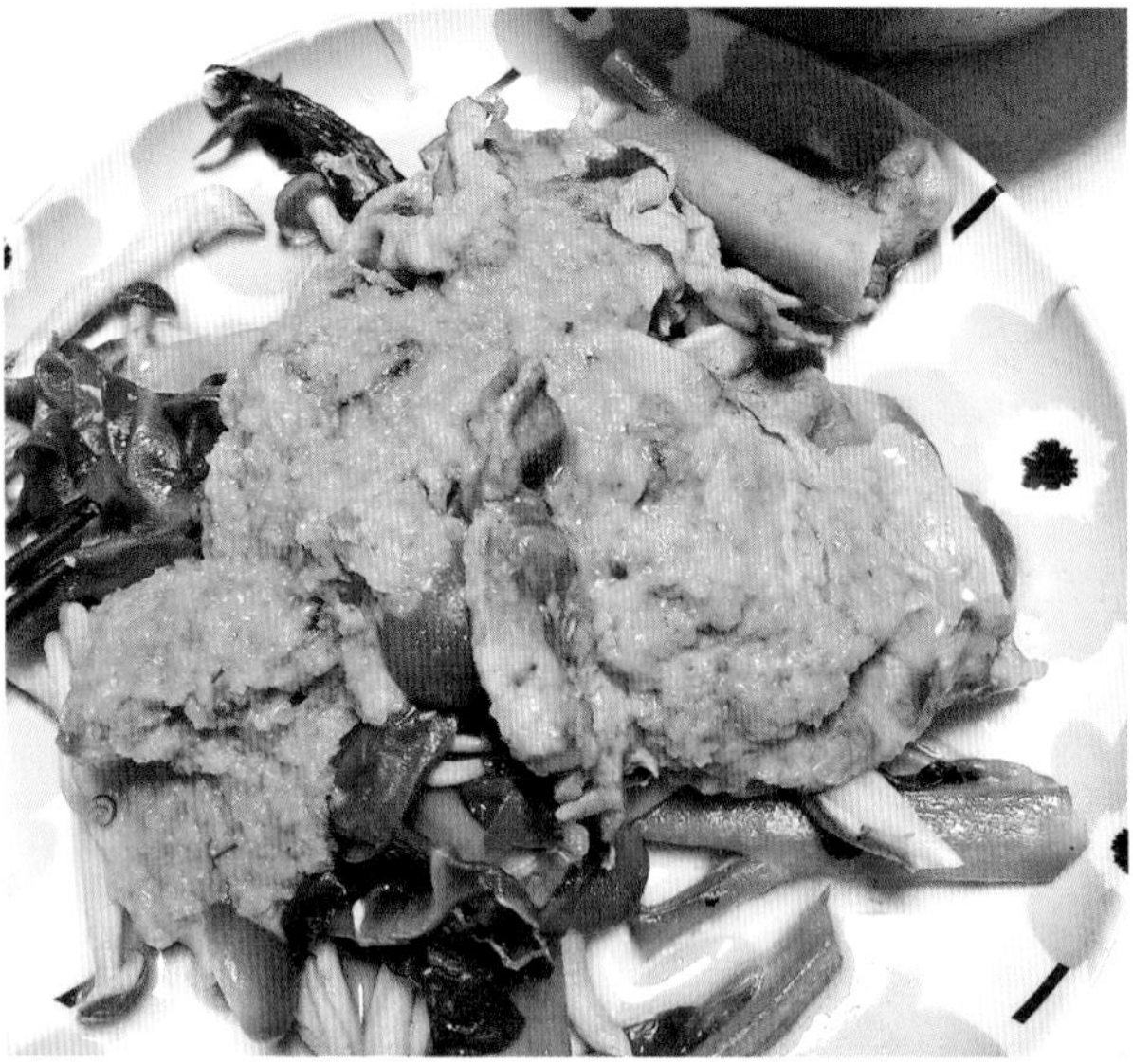

赤玉ねぎドレッシング

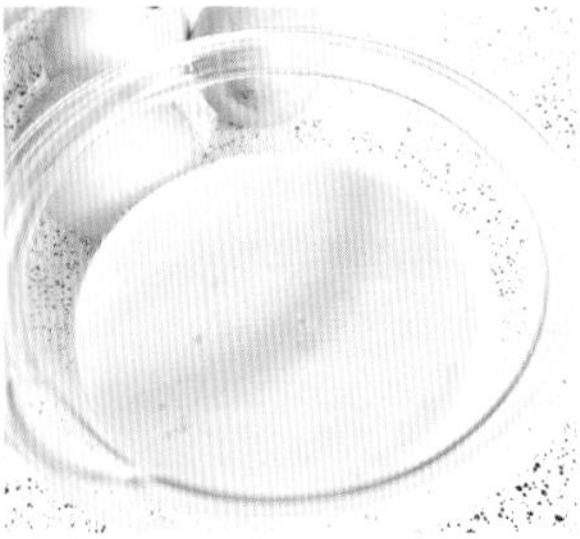

レモンドレッシング

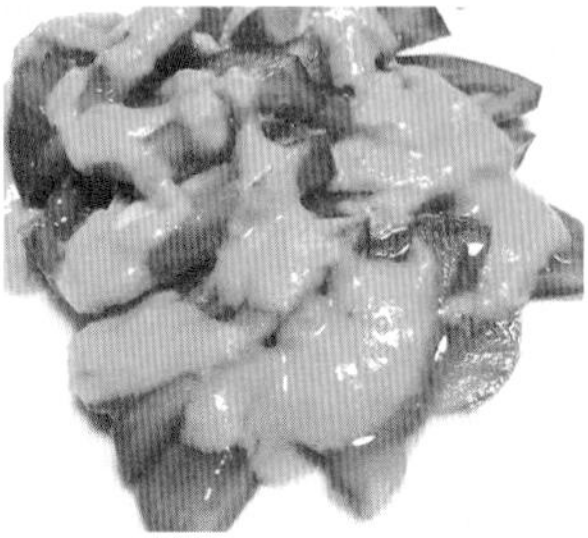

柿ドレッシング

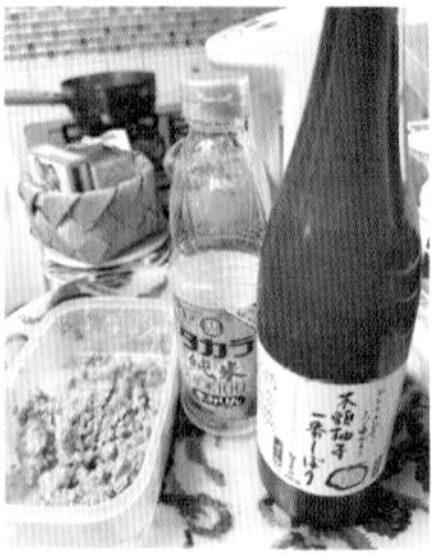

◆ドレッシングの作り方

野菜や果物、麦味噌、オリーブオイル、ごま油、リンゴ酢、みりんをミキサーにかける。

※配分によって味も変わるのでお好みで。

◆イチオシ！　万能ソースの作り方

麦味噌：ゆず原液：みりん

1　：　1　：　3

炒め物や鍋ダレ、ドレッシングや生春巻きのたれにと万能！

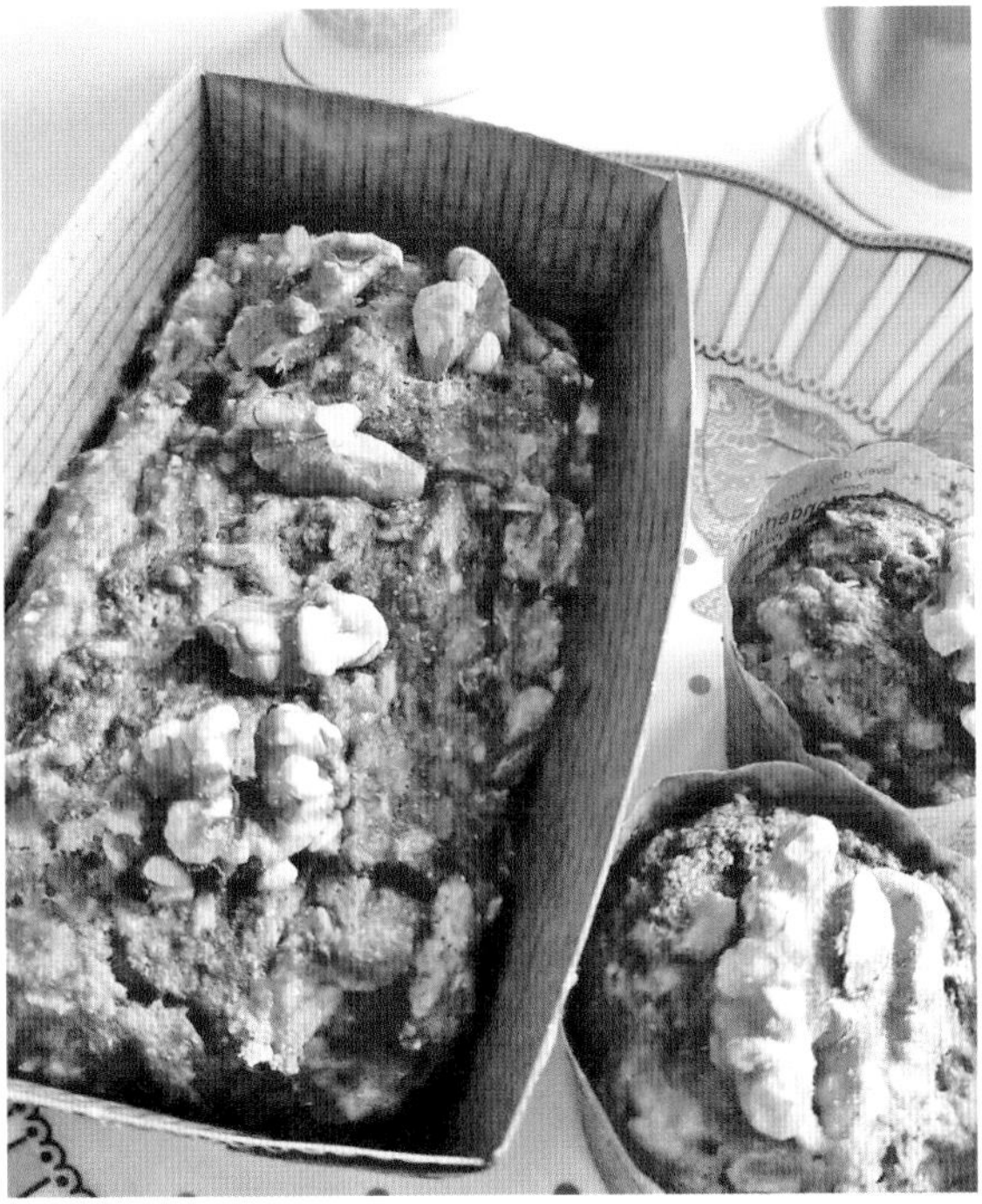

おやつ

がんの人は甘いものが欲しくなるのでおやつは重要です。全粒粉やオートミール、甘味はメイプルシロップや果物を活用しましょう。

オートミールと全粒粉のチョコマーブルケーキ

・オートミールをお湯でふやかす。

・全粒粉、バナナ、ココナッツオイル、無糖のココアパウダー、メイプルシロップ、ベーキングパウダーを入れて200℃のオーブンで40分焼く。

ポイント

オートミールは大粒のものを選び、一晩お水でふやかしたほうが栄養価が上がるそうです。しかし、がんの食事を作る人はとにかく疲れているので簡単にしたい！　ちょっとでも手を抜きながら、がんに餌を与えないおやつ作りを(*^^*)。

イチオシデザート❶ メイプル豆腐

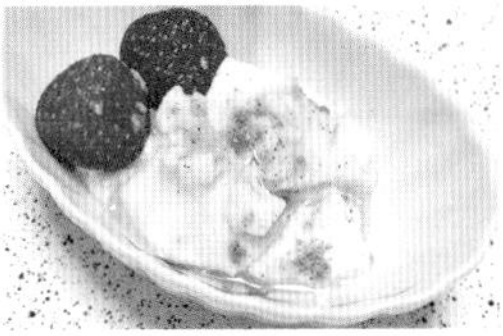

・お豆腐に、メイプルシロップときなこをかけるだけ！

がんの人は甘いものが欲しくてたまりません。手間をかけずにできるのが一番！　お好きな果物を添えて！

シナモン ラ・フランスのケーキ

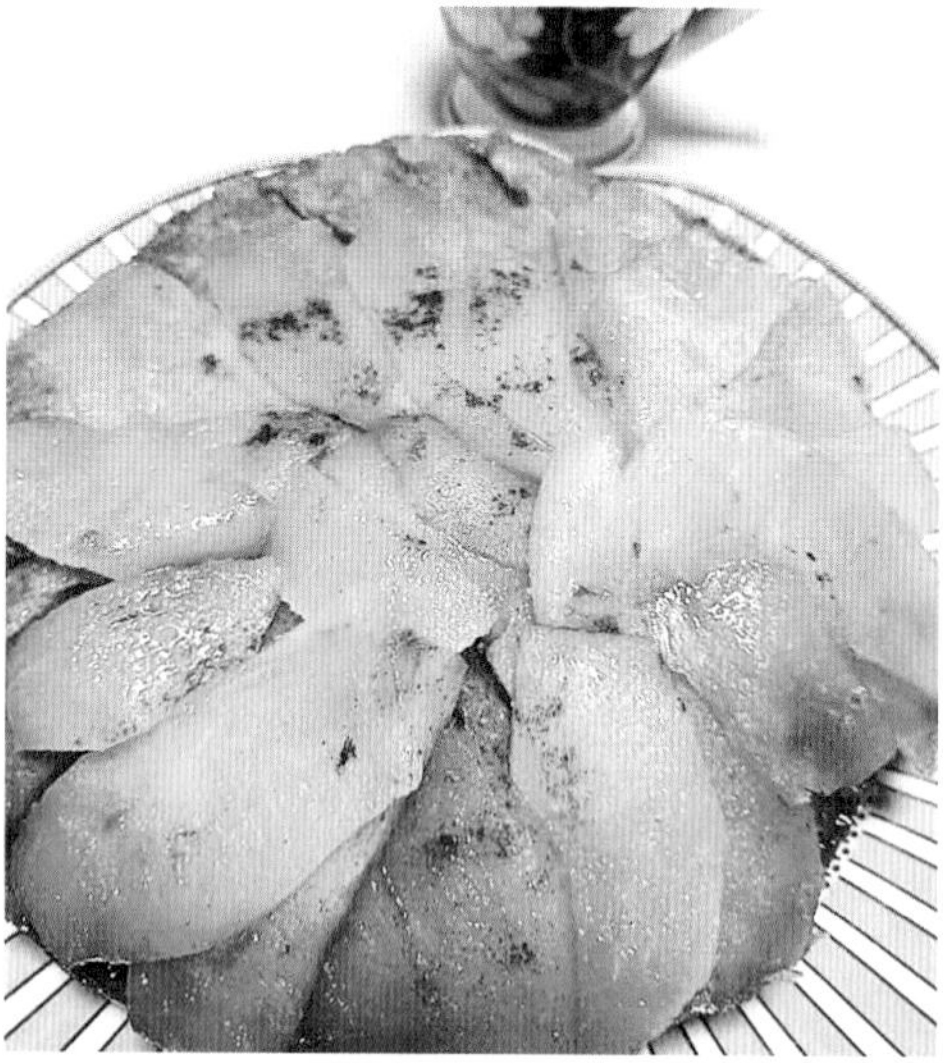

◆シナモンの効果

- **抗酸化効果**
  シナモンに含まれているプロアントシアニジンはポリフェノールの中でも最も抗酸化作用が高いと言われています。
- **抗炎症効果**
  抗炎症作用のある複数の成分が含まれ、天然の抗炎症剤として利用できる可能性が指摘されています。
- **血行改善効果**
- **血糖コントロール効果**

※過剰摂取は肝臓に負担をかけることがわかっています。

ポイント

炊飯器にカットしたラ・フランスを並べ、ケーキだね（全粒粉・オートミール・お水・ベーキングパウダー・メイプルシロップ）を流し入れ、炊飯器スイッチオン(ケーキ用があればなおよし)！　でき上がったらシナモンをかけて。

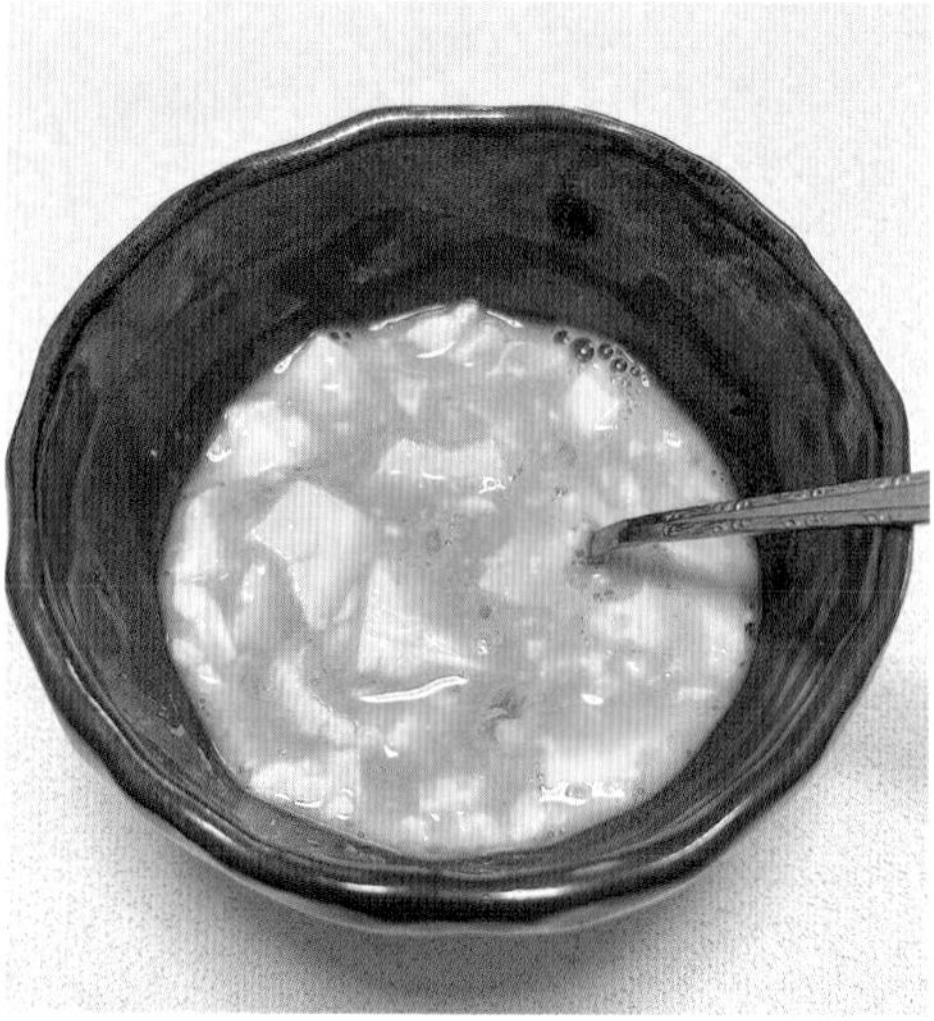

イチオシデザート❷ プリン風お豆腐

- 生卵を溶きほぐし、お豆腐、メイプルシロップを加え、それにレモンを搾る。

抗がん剤治療中で食欲のない人には是非、試していただきたいです。

オートミールクッキー

- オートミールをお湯でふやかす。
- フォークで潰したバナナと、ココナッツオイル、ふやかしたオートミールを混ぜる。
- オーブンに小分けにして並べ、180℃で40分焼いてでき上がり（オーブンによって焦げないように時間を調節）。

焼き上がりは、ココナッツの香りがして美味しい！

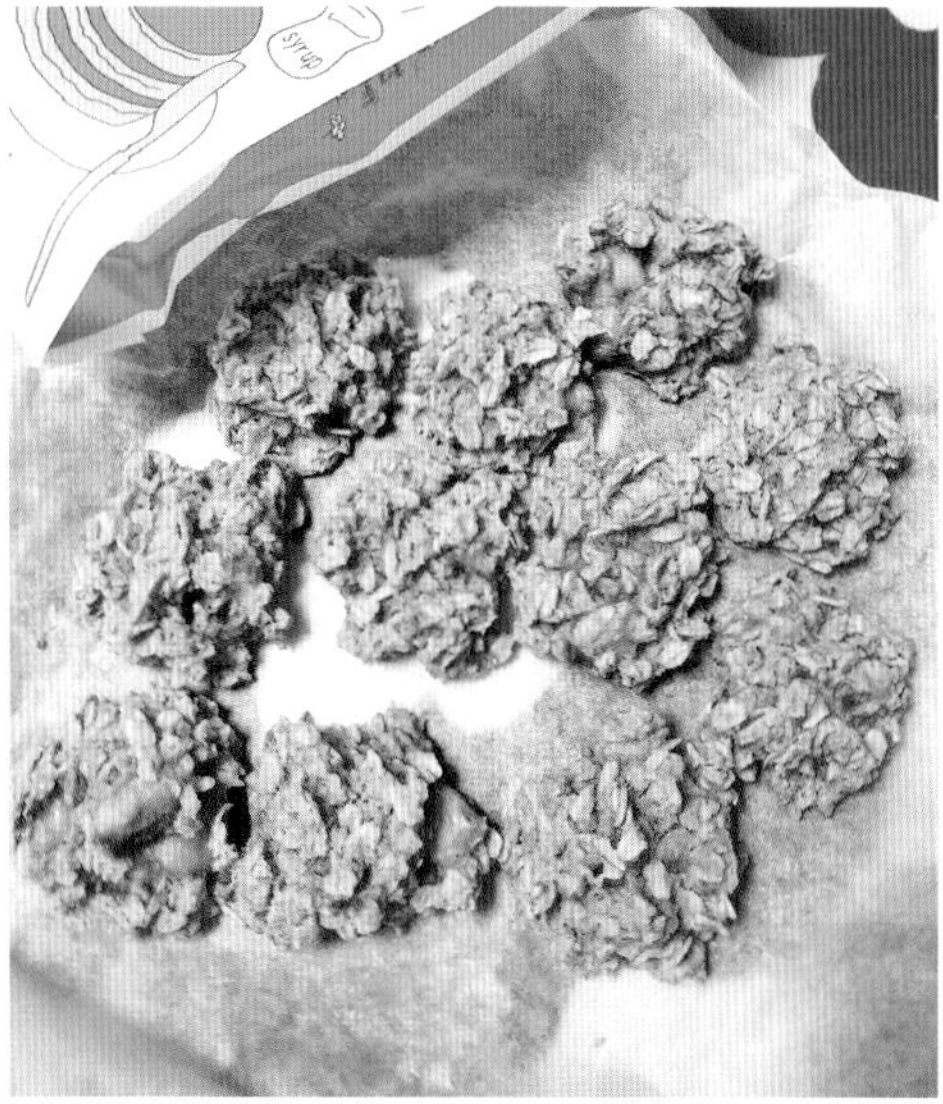

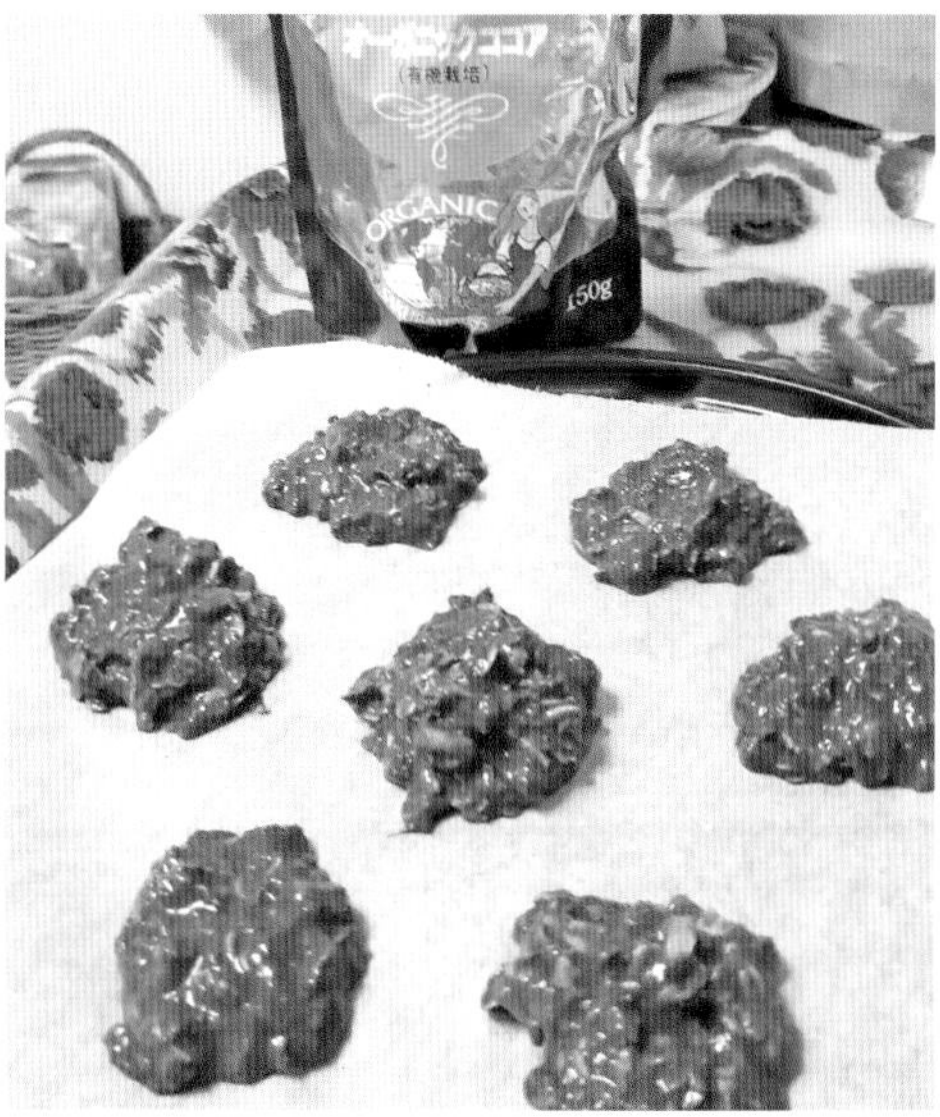

バナナチョコクッキー

- オートミールをお湯でふやかす。
- フォークで潰したバナナと、ふやかしたオートミール、ココアパウダー、シナモンを混ぜる。
- 180℃のオーブンで40分焼いてでき上がり。

カカオにも抗酸化作用があります。無糖のオーガニックココアを使用します。

ポイント

オートミールは大粒のものを選ぶ。無塩のナッツを乗せて焼いても(*^-^*)。

※ナッツもがんを抑制するのによく、一価不飽和脂肪酸と多価不飽和脂肪酸がたっぷり入ってます。一価不飽和脂肪酸である「オレイン酸」には、血液中の悪玉コレステロールを減らす働きがあります。また多価不飽和脂肪酸は、血圧を下げたり悪玉コレステロールを減らしたりする作用を持っています。

ある1日のメニュー

朝から野菜たっぷり！　白米や小麦粉はもちろん、砂糖・塩・醤油も使いません。

朝

初期の朝食

- ライ麦パンにココナッツオイルを塗って焼き、トマト、アボカド、目玉焼きをのせたもの
- 野菜ジュース
- 田七人参
- オーガニックカフェインレスコーヒー

田七人参は、肝機能を高めたり、免疫力を高めたりする効能で知られています。体の中でも重要な臓器である肝臓の働きを整えてくれるのです。また、貧血予防や高血糖を抑制する効果もあると言われています。傷口の回復も早いとのことで、大手術をした夫には欠かせませんでした。

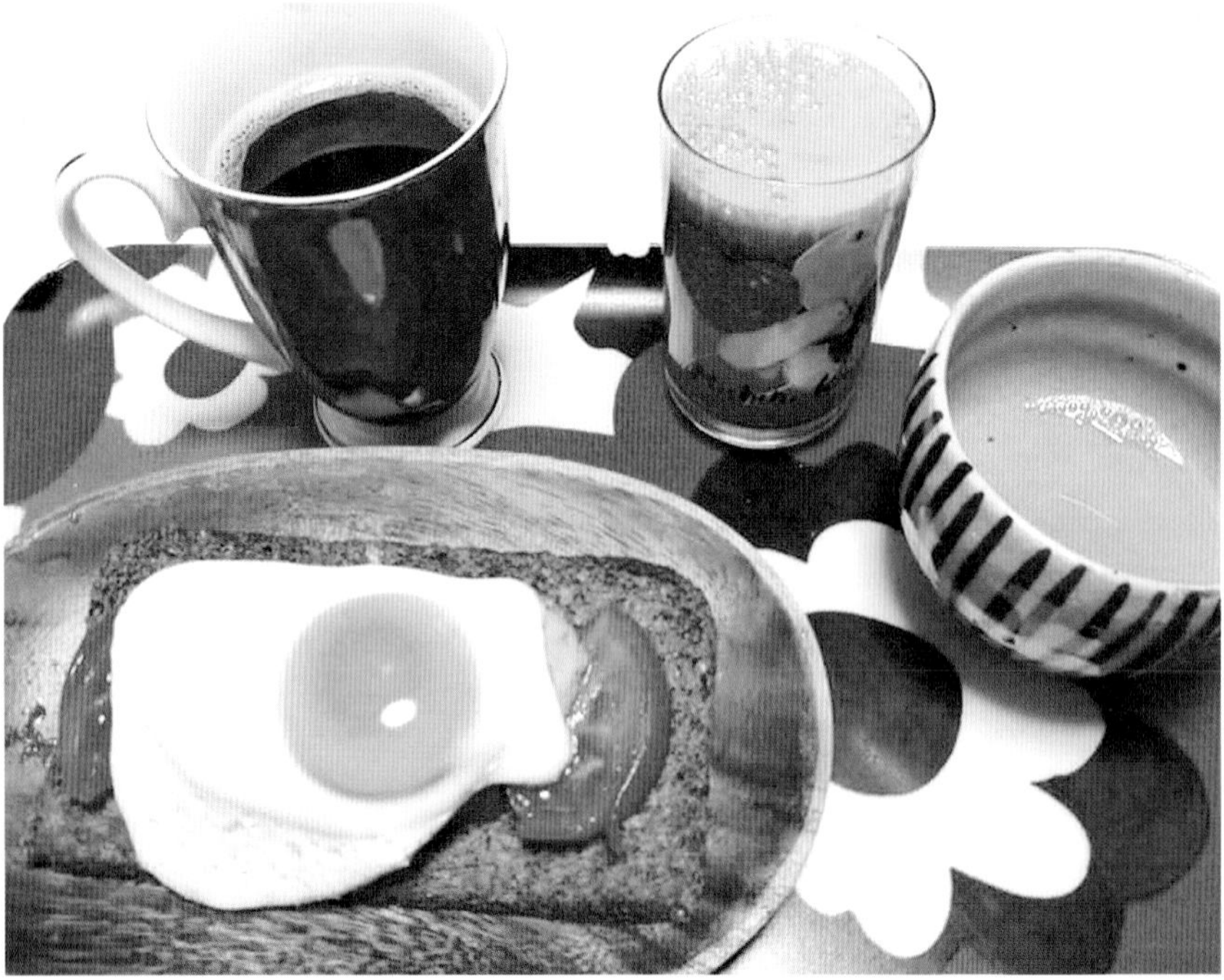

昼

玄米おにぎり

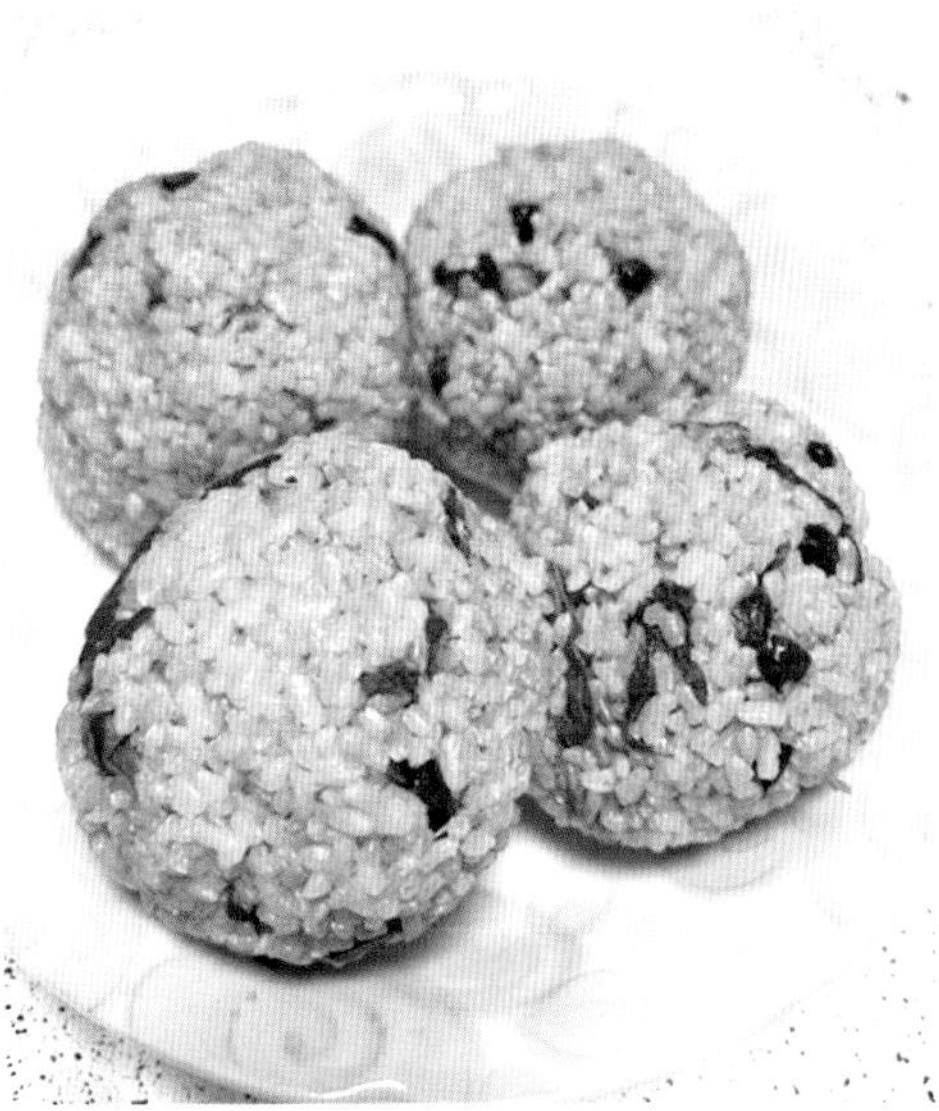

・お昼は毎日おにぎり4個（1合半)、仕事が忙しいときにはこれがいいそうです。

胃がない人は、1個ずつ時間をあけて。

【具材】

釜揚げシラス（ちりめんなど乾燥した物では、塩分が上がります)、鮭、ひじき、豆、カツオ、シソ、ごま、おだしカクテルなど。塩を入れない工夫を！

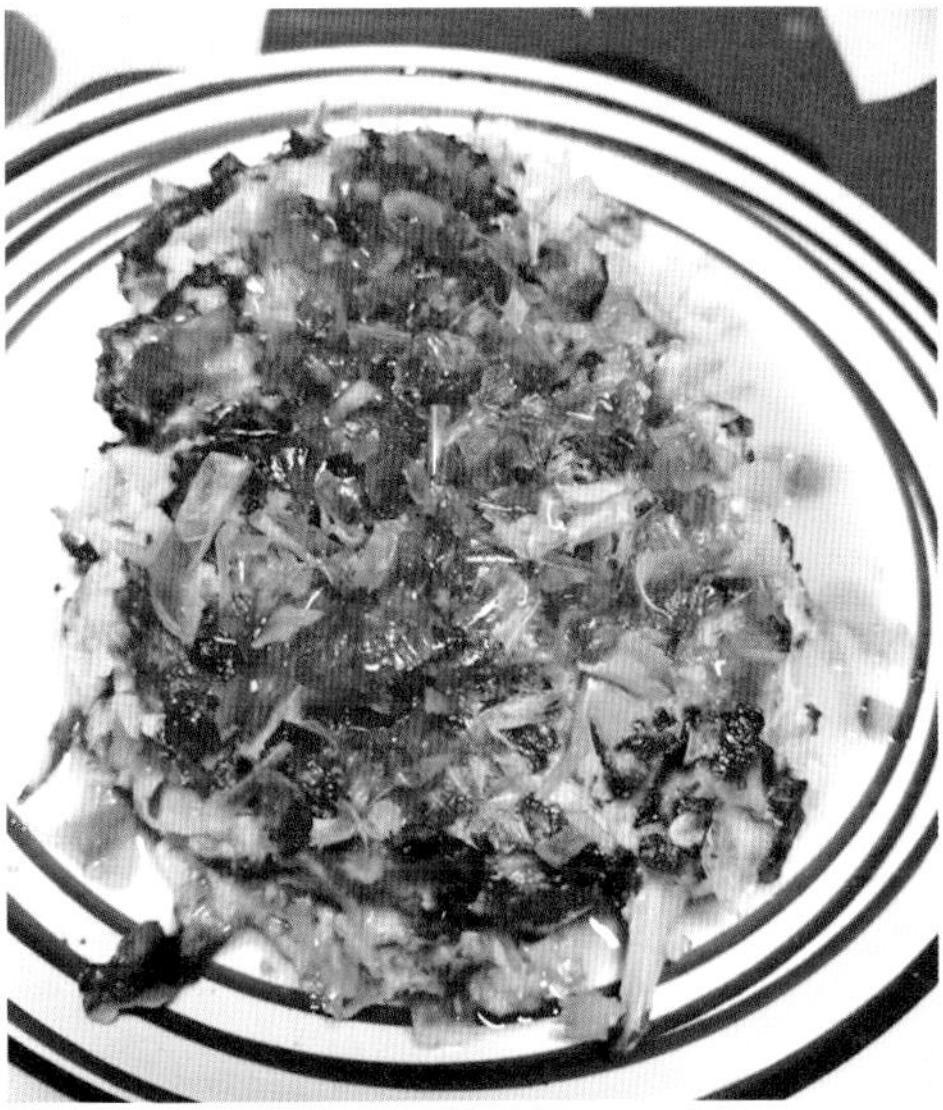

夜

お好み焼き

・オートミールと全粒粉、山芋入り。小麦粉は使っていません。具は牡蠣とイカ。ソースは、ココナッツアミノ（醤油の代替品)、リンゴ酢、みりん、玉ねぎ。

・オートミールは大粒のものを選ぶ。

ポイント

オートミールはお湯でふやかし、キャベツをたっぷり入れて、ごま油で焼いてお召し上がりください(*^-^*)。

クリスマス料理

さあ、今夜はクリスマス料理。でも砂糖・塩・醤油は使いません。

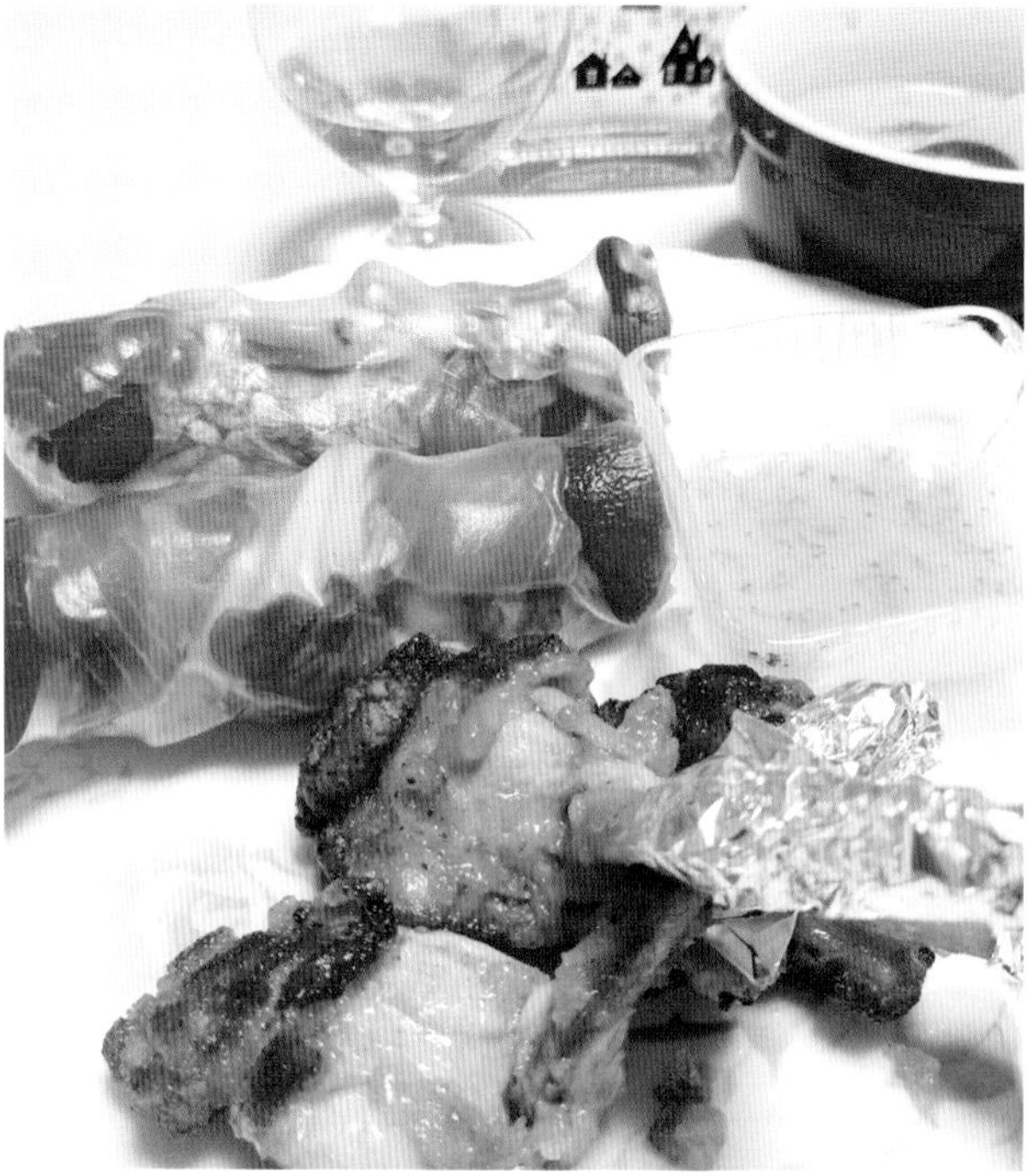

生春巻き

サーモン、エビ、アボカド、パプリカ、サニーレタスを入れて巻きました。

鶏

ココナッツアミノ（醤油の代替品）、リンゴ酢、メイプルシロップに漬けておいた鶏肉に、全粒粉と片栗粉をまぶしてオリーブオイルで焼きました。

トマトスープ

トマトと昆布だしをミキサーにかけ、有機豆乳を加えて火にかけ、麦味噌で味付け。

ポイント

生春巻きのタレは、麦味噌：みりん：ゆず原液を１：１：１で。年に一度のクリスマスだから、サラダの代わりに生春巻きで豪華に！　がんでも美味しいものは食べられます。

監修のことば

砂糖、塩、醤油を使わないレシピは、〝がんの生息地〟に暮らす細胞集団に対するさまざまな生物学的アプローチです。がん細胞をある進化経路に誘導し、その後、がん細胞が自衛できないような新たな脅威にさらし、がんの生息域である人体自体をがん細胞が住みにくい環境にすることなのです。

集中的な化学療法や放射線治療による「第一の打撃」で、大量にがん細胞を殺す。すると少数のがん細胞が生き残ります。

次に別の作用機序の薬で「第二の打撃」を与え、最初の薬に耐性のある細胞を殺す。その後に「第三の打撃」「第四の打撃」を与える。

このような考え方は、がんの絶滅を誘導する計画を考える上で大変重要で、自然界の「種の絶滅」モデルと同じように、環境条件、遺伝子のボトルネック、つまり小集団になることで適応や進化できる幅を狭くして、近親交配が病気に弱いように、危機に直面したときにあっという間に集団が消滅してしまう、という理屈に通じています。

テキサス大学ＭＤアンダーソンがんセンターが〝4tips to reduce sodium and lower your

cnacer risk"（ナトリウムを減らし、がんのリスクを下げるための4つのヒント）で次のように示しています。

① Cook at Home（自宅での料理：1日の塩の使用を2300㎎以下とするには、自宅で料理を作り塩の量を把握するべき）

② Choose your foods carefully at the grocery store（食べ物を慎重に選ぶ）

③ Read the packaging including the nutrition label（栄養ラベルをよく読む）

④ Avoid cured food（大量のナトリウムを含む加工食品を避ける：WHO〔世界保健機関〕の報告では、加工肉は大腸がんのリスクを18％増加させる可能性があることが示されたと記述。そして、これらの簡単な手順に従うことで心臓の健康とがんのリスクに関して違いを生むことができます、と述べています）

この書籍が、こうしたことに対する大きなヒントとなってくれること、そして著者の大きな愛情こそが大切な家族を守った、という真実が、多くの方々に勇気を与えてくれることを大いに期待しております。

●装幀　本澤博子
●装幀写真　KYOTO MAKE-UP STUDIO LOODY
●編集協力　鈴木裕子
●本文料理写真　鈴木みちる
●イラスト　鈴木みちる

〈著者略歴〉
鈴木みちる（すずき・みちる）

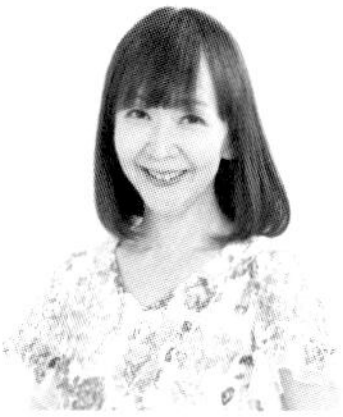

フリーアナウンサー、ラジオパーソナリティ。
京都府出身、滋賀県在住。学生の頃からタレント事務所に所属し、TV・ラジオ・MC等で活動。1991年 、コンビ「ちゃんてぃ」を結成し浪花座に出演。コンビ解消後、タレント活動に加えてCMソングを歌うなどバンド活動の幅も広げる。2000年、AMラジオでラジオパーソナリティとして活動を始め、2007年、株式会社ちゃんてぃ設立。ラジオの代理店業務、番組の企画・制作に加え、大津のYouTube放送「ええラジオTV」で番組を配信しながら番組プロデュースを行っている。

URL: https://peraichi.com/landing_pages/view/michirukitchen/

【監修者】
遠藤陽一（えんどう・よういち）　医師、表参道ヨーイークリニック院長
田中聡（たなか・さとし）　医師、表参道総合医療クリニック院長
廣田毅（ひろた・たけし）　米国アールテンバイオテクノロジー研究員、表参道総合医療クリニック生命科学研究室 室長

【協力】
村上正志（むらかみ・まさし）　医療法人社団貴正会村上内科医院　院長
岩嵜誉昇（いわさき・たかのり）　新宿消化器内科クリニック院長

がんになったら悲しんでいる時間はありません！
「砂糖・塩・醤油を使わないレシピ」でがんをやっつける

2024年1月23日　第1版第1刷発行

著者　鈴木みちる
監修者　遠藤陽一
田中聡
廣田毅
発行者　村上雅基
発行所　株式会社PHP研究所
京都本部　〒601-8411　京都市南区西九条北ノ内町11
教育ソリューション企画部　☎075-681-5040（編集）
東京本部　〒135-8137　江東区豊洲5-6-52
普及部　☎03-3520-9630（販売）

組版　朝日メディアインターナショナル株式会社
印刷所　図書印刷株式会社
製本所

ISBN978-4-569-85628-5